0~10岁
小儿健康书

叶胜雄 赖贞吟 詹弘毅 ◎著

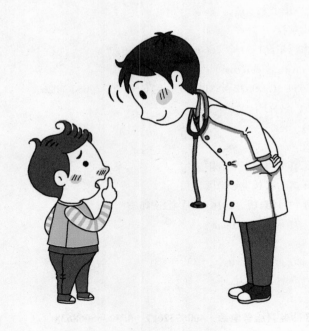

青岛出版社
QINGDAO PUBLISHING HOUSE

图书在版编目（CIP）数据

0～10岁小儿健康书 / 叶胜雄，赖贞吟，詹弘毅著.-- 青岛：青岛出版社，2015.12
ISBN 978-7-5552-3063-2

Ⅰ.①0… Ⅱ.①叶… ②赖… ③詹… Ⅲ.①小儿疾病－防治 Ⅳ.①R72

中国版本图书馆CIP数据核字（2015）第231710号

山东省版权局著作权合同登记　图字：15-2015-272

书　　名	0～10岁小儿健康书
著　　者	叶胜雄　赖贞吟　詹弘毅
出版发行	青岛出版社
社　　址	青岛市海尔路182号（266061）
本社网址	http：//www.qdpub.com
邮购电话	13335059110　0532-85814750（传真）　0532-68068026
策划编辑	刘晓艳　马克刚
责任编辑	袁　贞
特约编辑	王晓珑
制　　版	青岛乐喜力科技发展有限公司
印　　刷	青岛乐喜力科技发展有限公司
出版日期	2015年12月第1版　2016年2月第2次印刷
开　　本	16开（710mm×1000mm）
印　　张	18
书　　号	ISBN 978-7-5552-3063-2
定　　价	39.80元

编校印装质量、盗版监督服务电话：4006532017　0532-68068638
印刷厂服务电话：0532-89083828　13953272847
建议上架：儿童保健类

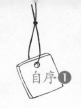

共同当孩子健康的守门员

因为 Facebook（脸书）的关系，常接到很多爸妈关于宝宝健康的问题。在一开始的时候，我还能尽量抽丝剥茧地回答，但渐渐地只能"已读不回"了。因为通过文字表达的症状，常常是过度简化的。例如，"咳嗽"两个字，就可以有很多种不同的表现，光是要问清楚是哪一种咳嗽，一来一回就要花上许多时间。

此外，通过网络，总是绑手绑脚，或像是戴着墨镜一样。绑手绑脚，指的是没办法用听诊器听诊，没办法用压舌板看咽喉，也没办法用耳镜看耳膜。戴墨镜的意思，是指皮肤的照片再清晰，也不一定能看出立体感，更别说是从尿布的照片闻出沙门氏菌的味道了。

最关键的一点，医生的工作是发现家属没注意到的问题，如果只是看完描述后说这样没关系，那就不一定要由医生来回答了。为了让新手父母在孩子看病前后，也能得到医生的意见参考，因此开启了写这本书的念头，希望能制作一本父母的手边书，让父母对小儿的常见疾病，有一套基础且完整的概念。

在写作方面，常有读者以为我是老医生，其实我还有许多前辈。会跳出来写这样的书，是因为我的医学学习过程比较特别，分别在长庚、马偕、台大接受临床医学、儿科、小儿肠胃科的训练。也待过基层医院，甚至参与了 SARS（Severe acute respiratory syndrome，重症急性呼吸综合征）事件。后来待了五年的基层诊所，从新生儿看到老年人，累积了许多看感冒的经验。

现在的书田诊所，则是让我可以花更多的精力在儿科病人身上，并抽空作一些大众的卫生宣教。希望这样的经历，能增加这本书的广度，可以涵盖医学中心到诊所的角度。而为了增加内容的深度，特别邀请了在台大期间的同仁，小儿感染科的赖医生和小儿免疫科的詹医生一起来编写各自擅长的部分。

要提醒的是，虽然我们致力于打造一本前所未有的"秘籍"，但并不是要父母看完书后，就自己当起医生，毕竟医生的"第三只眼"是无法取代的。举例来说，病人因为蚊子叮咬造成严重红肿而来看病，医生看到肤色偏黄，同时诊断有高胡萝卜素血症，最后发现是吃太多番茄所引起，这种眼力就没办法通过书籍传授了。

除了从医生的角度出发，我们三位作者刚好都各有两个孩子，在写作的同时也融合了自己亲身照顾孩子的经验，相信能提供大家更多实用的信息。希望在读完这本书后，父母和医生的沟通能更加顺畅，让我们一起为孩子的健康把关吧！

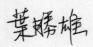

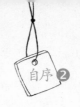

家人是孩子最好的后盾

因为儿科普遍人力不足，住院医生轮调到基层医院时，值班是病房和急诊一人扛。也就是说，下班之后紧接着值班，除了在病房处理住院病人的问题，还得随时去急诊看诊。

在腺病毒肆虐的某个冬夜 5 点半，刚交完班我就接到急诊来电，一个 2 岁小朋友高烧 39.5℃，连忙跑到急诊室。仔细评估完后给予退烧处置，跟焦急的妈妈解释着："小朋友患的是腺病毒引起的咽结膜热，会烧 3～5 天，可能都是高烧，但发烧对小朋友没有伤害，如果烧退之后精神活力不错不用太担心，我帮小朋友预约两天后至门诊复查喔。"妈妈第一次遇到小朋友烧这么高，相当担心。1 小时后，小朋友体温降至 38.3℃，在急诊室里横冲直撞，吵着要回家玩车子喝奶。跟妈妈反复叮嘱后就让他们回家。

晚上 11 点半，急诊室再度来电，赶到时先认出了妈妈，这次烧到 40℃。服用退烧药后一个小时体温降至 37.8℃，我再度解释反复高烧为自然病程，请妈妈带小朋友回家。凌晨 4 点，刚准备要小眯一下时，手机又响起，一到急诊发现又是熟面孔，妈妈跟我都尴尬地笑了，原来又烧到 39.7℃，这次我除了老调重弹之外，直接把小朋友留在急诊观察。

早上交完班后，妈妈打电话来话家常，我跟她抱怨了一下昨晚一夜没睡的始末，老妈回我："你小时候高烧我也是冲急诊啊！还被吓得摔坏好几支水银温度计。你说那个腺病毒是什么东西？"我心里震了一下，焦急的妈妈应该也跟我妈妈有一样的疑问吧！新手妈妈面对小朋友高烧，又被我用腺病毒这种没听过的名词轰炸，肯定是手足无措。

忙碌的时间过得很快，在完成小儿科、感染科、小儿急诊等专科训练的同时，我也成了两个孩子的妈妈，除了医院诊所的患者，照顾自家生病的孩子也成家常便饭，除了全程体验孩子玫瑰疹未出疹前动辄高烧到 39～40℃时的病恹恹，以及感染肠病毒时咽喉痛不能进食的哭闹外，对于可能并发热痉挛、肠病毒重症的担心更让我屡次夜不成眠。受过专业训练的我在孩子生病时都会草木皆兵，现在愈来愈能理解陪同生病孩子的父母黑眼圈之由来。可惜每次看诊都是小朋友不舒服的时候，此时家属根本不堪大量不熟的医学名词轰炸，只能反复提醒他们需要重点护理的注意事项。

谢谢文经社的企划，让我得以与众人分享小儿常见感染疾病的点滴。小朋友生病，很多父母第一个问题就是感冒了吗？感冒不是一个很精确的专业名词，医生在诊察过程中作出的判断（肺炎、流感、细支气管炎等）和建议（抗生素、达菲、戴口罩、打疫苗等）有时候让人听了更担心。希望我写的内容可以成为小儿科医生和家长之间沟通的桥梁。

谢谢我的父母和先生，他们是支持我写作最强大的后盾；谢谢台大小儿部和急诊部的医疗团队。还有，感谢所有让我诊察过的孩子与家长，以及我的两个宝贝，这些照顾经验让我不断学习成长，你们是我最棒的老师！

赖贞吟

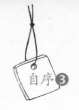
用最少的药达到最好的效果

还记得前阵子有个广告台词是这样的："过儿！敏儿！为什么我们家会生出过敏儿！"

广告想要表达现代家长对于过敏儿的无奈，但没说的是，到底是为什么呢？其实近年来，儿童过敏疾病的患病率节节攀升，鼻子过敏的学龄儿童就占了一半，哮喘儿也攀升到了两成，异位性皮炎的宝宝也已有十分之一。在儿童的慢性疾病中，过敏疾病也是在门诊中最常见的疾病之一。我于医学院时期就对免疫学有着浓厚的兴趣，之后进入台大小儿过敏免疫风湿科也才真正开始去了解这些疾病，然而当毕业后第一线面对有过敏问题的宝宝以及家属，才发现家长是有着满腹的问题需要过敏科医生好好解答的。因为过敏问题与环境的关系密切，不单单是药物的治疗，还要重视"天时、地利、人和"。"天时"就是季节变换昼夜温差的照顾，"地利"就是孩子所处环境的过敏原控制，"人和"就是家长与孩子的沟通、医生与家属间的观念与追踪配合，所以如果缺乏孩子与家长的合作，单靠医生想要根除过敏疾病简直是天方夜谭。

很高兴借着文经社这次的企划，有机会好好整理这些常见的过敏疾病给家长们参考，在我撰写的章节内尽力以目前临床指南为本，辅以新的研究证据以及实际看诊的观察，提供这方面的信息，包括过敏疾病的形成、检查的介绍、预防过敏的建议、常见过敏疾病的诊断治疗方针与追踪，希望可以让家长们了解这些恼人的过敏疾病，以及医生可以给予的治疗和卫生宣教。

在此要感谢在台大小儿过敏免疫风湿科研习阶段指导我的江伯伦教授以及杨曜旭主任，带领我进入过敏疾病的领域。还要感谢负责其他章节的叶胜雄医生和赖贞吟医生，他们对于小儿常见疾病的基本观念与感染疾病相关的整理相当鞭辟入里。现代的医疗，已经不是医生说了算、药到则病除，而应该是让信息透明化，了解疾病本身，知道预防的方法，听懂医生的语言。儿童疾病治疗的目标是用最少的药达到最大的效果，用最大的心力做卫生宣教与家长沟通，才能使患儿得到最好的治疗和照顾，这也是我们完成这本书最大的目的！

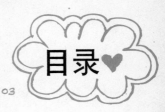

目录 ♥

第1章 对症疗护，呼吸道症状面面观 本篇撰文／叶胜雄 医生

第2章 有些疾病和你想的不一样 本篇撰文／叶胜雄 医生

第3章　小儿常见疾病的凶手大名　本篇撰文／赖贞吟 医生

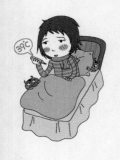

 第4章 告别过敏儿，增强免疫力 本篇撰文 / 詹弘毅 医生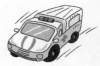

AAA—
CHOO!

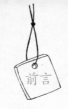

比诊断更重要的事

　　不管到医院或诊所看病，我们都希望能听到一个简短又有力的诊断，可以很快地告诉我们这次生的是什么病。就算我们不完全了解这个病，在听到诊断之后，心总是能稍微安定下来。相反的，医生若说不出这次生的是什么病，来自痛苦与不安所产生的压力就会转而投注到医生身上，直到医生抓出凶手为止。

　　在离开医学中心之后，接触的疾病从大病变成小病，一些在医学中心微不足道的诊断名称，例如感冒，这时候就变得相当重要。刚开始在基层看诊时，重点都放在排除肺炎和中耳炎这些相对较严重的疾病上。在排除这些疾病之后，心里松了一口气，有时会忘了跟病人说诊断是感冒，一直到病人忍不住问："那这次是感冒吗？"我才恍然大悟，即使是像感冒这样简单的诊断名称，对病人来说还是很重要的。

望闻问切，循序渐进

　　其实诊断名称并不能代表一切。同一个病名，影响身体各部位的深度与广度也都不同，在初期、中期和后期也可能各有不同的症状。就像夜市的打弹珠游戏，虽然只有15颗弹珠，但是两次要打出相同排列组合的几率极低。而且同一种病毒感染，也可能造成不同的症状，例如呼吸道合胞病毒可以造成一般感冒，也可以造成急性细支气管炎或肺炎。

有些人会疑惑，为什么医生要问那么详细，不是只要看看咽喉或用听诊器听一听就知道是什么病了吗？其实不管中医、西医，判断的方法都是从望、闻、问开始的，我们通常先从症状切入，再去判断疾病和病原体。在这本书里，我们依照这样的逻辑，第1章先分析常见的呼吸道症状，第2章再介绍儿科门诊常见的呼吸道和胃肠道感染疾病，第3章则是从病原体的角度讨论，第4章讨论的是如果不好好处理，就会和小朋友如影随形的过敏。希望通过这样的介绍，能让父母们在小朋友生病时不会一时慌了手脚，在带去看医生之前，先知道哪些是必须提供给医生的信息，而在看医生之后，手边也随时有资料可供参考。

有时家长急着想知道小朋友生的是什么病，一看到医生就问说这是不是流行性感冒？是不是腺病毒感染？一下子把选择题变成是非题。其实对医生来说，第一眼要判断的是小朋友的整体情况，以决定是否该送急诊、是否该住院，或是在门诊继续追踪即可。再来分析目前的症状，并作相关的身体检查，必要时拍X线片或抽血检验，最后才是诊断。即使病人一开始就说自己像什么病，医生还是要抱持着怀疑的态度重新再审视一遍，这整个流程才是来看医生的最主要目的，也是最大的价值所在。

举例来说，一位妈妈说孩子光是因为支原体感染就住院住了6次，而这次的咳嗽和发烧等症状都和前6次很像，因此妈妈觉得这次就是支原体感染了。但在详细问诊之后，发现其实比较像是流感，最后快筛结果也证实如此。如果医生没有适度的怀疑，仅凭病人过去的经验来治疗，很可能多吃了抗支原体的药，却疏漏了流感的治疗。同样的情形也出现在某种疾病在媒体大量曝光之后，很多人越看越觉得自己像是得了这个病。就像瞎子摸象，摸到耳朵的觉得像扇子，摸到象腿的觉得像柱子，但反过来说，腿粗的动物不一定就是大象，也可能是只大犀牛。

本书介绍最常见的儿童疾病

儿科门诊常见的疾病可以分成感染和过敏两大类，而感染又以呼吸道感染和胃肠道感染占大多数，因此这本书集合了小儿感染科、过敏科和胃肠科的亚专科医生来为大家详细介绍。常见的诊断名称，主要是以影响的位置来命名。呼吸道在胸腔以外的部分称为上呼吸道，在胸腔之内的部分称为下呼吸道，呼吸道的附属器官则包括和鼻腔相通的鼻窦，还有经由耳咽管和鼻咽相通的中耳。

在疾病的部分，我们先从感冒开始介绍起。感冒是最常听到的诊断，常被当作呼吸道感染的通称，接下来讨论其他上呼吸道、下呼吸道以及呼吸道附属器官的感染疾病。

切记，诊断名称只是医生用来和病人沟通的代号，虽然很重要，但不要被这个诊断名称所局限了，最后我们还是要回归到眼前的病人身上，毕竟每个人都是不同的个体，尤其在生病时更是如此。而且疾病之间的界线常常是模糊的，例如哮喘也可以同时有支气管炎的症状。再者，不同的疾病也可能同时存在，例如感冒可能并发细菌性中耳炎，过敏性鼻炎的人依然会感冒，不能每次流鼻涕都以为只是过敏而已。

最后想要传达一个最重要的观念：医生不只是治疗一个"病"，而是帮助一个"人"回到健康的状态。对儿科医生而言，甚至要把照顾病人的人都考虑进去，因此没有一种医疗的套餐可以适用所有的人，每次都要因人而异、因病而异，分别量身定做才符合小朋友就医的权益。

第1章

对症疗护，
呼吸道症状面面观

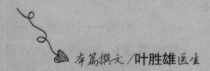

本篇撰文/叶胜雄医生

咽喉痛、流鼻涕，就是感冒了吗？孩子为什么反复发烧？小朋友一下午都在"哈啾——哈啾——"，是感冒吗？这些都是呼吸道常见的症状，也是小朋友经常发生的不适，很多人都自己判断是感冒，但，你确定只是感冒吗？

01

着凉？ 感冒？
还是过敏？

"哈啾——哈啾——"小宝打喷嚏了！在一旁的大人突然慌了起来，奶奶赶紧帮他套上衣服，一边说他晚上爱踢被，衣服总是少穿一件，难怪风一吹就会着凉。妈妈眉头一皱，对着爸爸说："你看！就跟你说不要那么常带他出门，现在被传染感冒了吧！"爸爸则暗自嘀咕："我都有很小心啊，这明明是遗传你的鼻子过敏。"公说公有理，婆说婆有理，到底真正的原因是什么呢？首先，我们来区分一下着凉与感冒。

"着凉"指的是身体感觉外在环境的冷，可以是冬天寒流来袭时的绝对低温，也可以是在夏天突然从户外走进冷气房时的相对低温。"感冒"则指的是上呼吸道感染所引起的一连串症状。

　　着凉时，脸部和鼻腔的三叉神经受到低温的刺激，当刺激超过一定阈值之后，就会引发打喷嚏或流鼻水的反射。有一份在滑雪胜地的调查指出，那里有96％的人会流鼻涕，有一半的人会鼻塞，有三分之一的人会打喷嚏。预防着凉的方法是穿着保暖的衣物，鼻子敏感的人，则要戴上口罩以避免冷空气的直接刺激。

　　而感冒的初期，三叉神经受到感染的刺激，也会想打喷嚏。和着凉的最大不同，是"事出必有因"，不管冬天或夏天，一定要有病原体的存在，才会感冒。如果只是单纯吹风或受冻，没有病毒、细菌等的感染就不会感冒。预防的方法是避免在感冒流行季节到公共场所，以减少飞沫传染的机会。平时也要养成吃东西前先洗手的好习惯，以避免接触传染。

　　那过敏又扮演什么角色呢？有过敏性鼻炎的人，本身就对刺激很敏感了，一着凉就更容易打喷嚏、流鼻水。如果因为过敏常常鼻子痒、眼睛痒，动不动就搓鼻子、揉眼睛，或是鼻塞要张开嘴巴才能呼吸，这些动作都让病原体有机会入侵。因此过敏在平常就应该要控制好，才不容易感冒，在感冒时，症状也才不会雪上加霜。

　　话说回来，小宝究竟是着凉，感冒，还是过敏呢？真要分辨清楚，还得继续观察。如果打几个喷嚏就结束，可能只是着凉；如果接着一直流鼻涕，可能是感冒；如果症状只有集中在早晚，很可能是过敏体质。因此若只看初期的症状，这三种原因都有嫌疑，也不排除有共犯。奶奶、妈妈、爸爸，大家都是为了孩子好，就别再为了一个打喷嚏的原因争执不休了吧！接下来还有任务呢，我们得密切观察小宝接下来的情况。至于感冒怎么处理，过敏性鼻炎又要怎么办，在后面的章节中都会一一介绍。

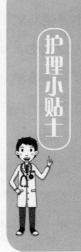

感冒的护理要点

1. 调节室内温度：室温最好保持在 20℃ 左右，湿度为 60% 最理想。穿衣要适当，太厚孩子容易出汗，反而容易感冒。居室要通风，但要防止穿堂风。

2. 患病期间尽量不去托儿所等公共场所，减少孩子继发感染的机会，并注意多休息。

3. 多给感冒的孩子补充水分，吃些温热、易消化的食物。如果孩子食欲不好，一定不要硬喂。

护理小贴士

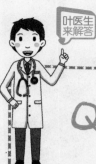

Q 看见闪光也会打喷嚏？

根据西方的统计，每3~6个人当中，就有一个人会因为看到强烈的光线而反射性地打喷嚏，例如直视太阳或闪光灯。甚至有人吃太多东西，胃部太胀也会打喷嚏。这两种类型的喷嚏，对没经验的人来说很难理解，但对有经验的人来说，他还以为大家都会这样呢！这两种反射其实都属于显性遗传，会有这两种反射的人，通常可以在爸爸或妈妈身上看到相同的情况。

还有一种鼻炎类似过敏性鼻炎，但不是由IgE（**免疫球蛋白E**）所主导，是因嗜酸性粒细胞比例过高所造成。特色是除了打喷嚏、流鼻水、鼻塞之外，还会合并嗅觉丧失。除了生理的因素之外，心理的因素也会诱发喷嚏。不像一般打喷嚏时眼睛会自然跟着闭起来，若是心理因素造成的，很可能在打喷嚏的时候，忘记加上闭眼睛的反射动作。

打喷嚏，虽然只是小症状，但是除了以上的原因之外，还有许多尚未提到。想知道更多藏在简单症状背后，却一点也不简单的原因吗？在后面部分章节里，将继续为大家剖析各种门诊常见的症状，让大家更深入了解，在照顾生病小孩时，也才能更得心应手。

02

如何记录
小朋友的症状？

小明在幼儿园发烧了，老师通知上班中的爸妈，小明爸爸急急忙忙来幼儿园带去看医生，到了医院医生询问何时开始发烧的？一天烧几次呢？孩子会不会没精神或是没食欲？却一问三不知，小明爸只好匆忙打电话回幼儿园询问老师。

到底带孩子去医院看医生，医生会询问哪些问题呢？

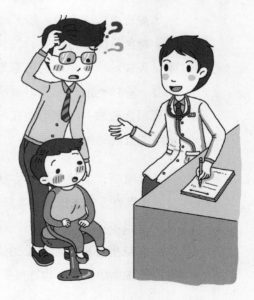

现今社会，大家都很忙碌，带孩子来看病的经常都非主要照顾者，对孩子的症状也不是很清楚。有时医生问起，还要打电话给保姆或老师才知道。不过也有些家属的记录很详细，甚至可以媲美住院时的护理记录，几点发烧或是几点吃药都写得清清楚楚。有些家长以为医生一看病人就知道是什么病，其实症状的演变过程很重要，常常是诊断的重要依据。到底医生想知道哪些事情呢？下面的表格提供大家参考：

发烧

- 什么时候开始发烧?
- 一天发烧几次?
- 哪一次烧到最高? 体温几度?
- 烧退后活动力好不好?
- 最后一次发烧是什么时候?

流鼻涕

- 什么时候开始流鼻涕?
- 鼻涕颜色? 水状或黏稠?
- 有没有过敏性鼻炎?
- 会不会打喷嚏? 在什么时候最容易?
- 会不会鼻塞?

咳嗽

- 什么时候开始咳嗽?
- 清晨咳? 白天咳? 睡前咳? 半夜咳? 运动特别容易咳?
- 有没有哮喘的病史?
- 咳嗽的声音像什么? 偶尔咳一两声, 还是一咳就连续好几声?
- 有没有痰? 痰的量及颜色?

呕吐

- 什么时候开始吐? 总共吐几次?
- 吐之前吃了哪些东西?
- 吐的内容物是什么颜色? 咖啡色? 黄色? 绿色?
- 有没有头痛、头晕或肚子痛?
- 现在还会不会想吐?

症状／腹泻

- 什么时候开始? 一天几次?
- 最近吃了哪些东西?
- 每次腹泻量的多寡?
- 水状或糊状? 有无黏液或血丝?
- 肚子是否会绞痛?

症状／腹痛

- 什么时候开始痛?
- 痛的位置? 位置是否随时间不同?
- 闷痛? 绞痛? 胀痛? 还是刺痛?
- 持续或间歇痛?
- 空腹时痛还是吃饱时痛? 或与进食无关?

　　有些家属会叫孩子故意在门诊咳一声给医生听，其实故意咳和真正咳不同，如果描述得宜，就不一定要孩子现场模拟，除非孩子正好要咳嗽。别忘了医生还有听诊器这项武器，可以听出潜藏的问题。现在智能手机很方便，也可以用手机的照相或录像功能，在家里拍下孩子咳嗽、打呼的影片，或是拍下尿液或便便的外观，再搭配实际的身体检查，提供更多诊断的依据。

　　医生搜集了病情的初步信息之后，会进行一些基本的身体检查。如果发现哪里异常，也会再追问更详细的相关病史。这些检查在医生心中有一定的顺序，常见的困扰是家属在医生看咽喉的时候问有没有中耳炎，看耳朵的时候问有没有哮喘，这样多少会干扰到步骤的进行。但这顺序也并非一成不变，假如家属迫不及待想知道是不是肠病毒感染，也可以在一开始就先检查咽喉，再问其他问题。

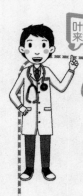

叶医生
来解答

Q 到底儿科医生都检查些什么呢?

最常见下列的检查:

✿ 口腔与咽喉:常是医生最先检查的地方,因为咽喉炎、扁桃体炎,肠病毒、腺病毒、链球菌感染,鹅口疮等,都可以从这里看出来。但如果小朋友很害怕看咽喉,为了避免看诊过程中一直哭闹,医生可能最后才会看咽喉,让小孩一看完就可以离开诊间,减少恐惧的时间。

✿ 耳镜检查:检查有没有中耳炎、中耳积液等。

✿ 肺部听诊:听听有没有呼吸道狭窄造成的喘鸣或哮喘音、分泌物造成的干啰音或是细支气管塌陷后再度被撑开的爆裂音等。肺部左右两侧声音的比较也很重要,举例来说,胸腔积液的一边声音会变小,肺炎造成肺实质化的一边,可能听到支气管呼吸音。

✿ 心脏听诊:听听有没有心脏杂音,有些心脏杂音在感冒发烧的时候才变得明显。

除此之外,还有皮肤外观的诊视、腹部的触诊和听诊、检查脖子是否僵硬、眼眶或囟门是否因为脱水而凹陷以及囟门是否因为脑压上升而隆起等。其实从患者进门的步态,医生就开始观察。我曾遇过一个小男孩,弯腰捧着肚子,一拐一拐走进来,脑海随即浮现阑尾炎的诊断,后来手术证实是阑尾炎破裂并发腹膜炎。

03

发烧到几度才需要退烧？

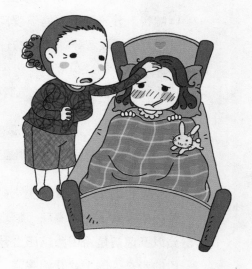

小英这两天一直很没精神，也吃不下，奶奶用手摸摸自己和小英的额头，认为没有发烧，就叫妈妈不用担心。半夜妈妈发现小英的体温很高，焦急地带着小英冲进急诊室问："一直发烧，会不会烧坏脑子啊？"

到底体温几度算发烧？发烧会不会伤脑呢？

十年前，家长最焦虑的问题大概就是发烧是否会损伤孩子的智力。但随着疫苗的发展，脑炎或脑膜炎的患者越来越少。现在大家已经很少一听到发烧，就马上联想到会烧坏脑子了。随手可得的网络信息，也让家长对于发烧越来越有自己的见解，许多人都知道发烧不一定非得用药，常问医生的问题，反而变成"发烧到几度才需要开始退烧？"

可不可以用触摸的方式去感觉孩子有没有发烧呢？虽然有时候会受到手温度的影响，但其实还是可以当作初步参考，只是最后还是要以体温计为准。有另一种方法可以少一层手的误差，在我孩子还小的时候，我会抱着他们，用脸颊轻轻贴着额头去感觉他们的体温，如果感觉有异，再用体温计确认是否发烧。

几度以上的体温算是发烧呢？依照测量方式的不同，由高至低分列如下：

- **肛温（量 1~3 分钟）、耳温、额温**：≥ 38℃
- **口温（量 2~5 分钟）**：≥ 37.8℃
- **腋温（量 3~10 分钟）**：≥ 37.2℃

但并非每个人正常时的体温都一样，如果家用体温计没有定期校正，也可能会有偏差，因此以上的标准并不是绝对的。建议在孩子没生病的时候，就先用家里的体温计，多量几次看看是几度，如果哪一天突然升高 1~1.5℃，就要小心是否发烧了。

　　"发烧到几度才需要退烧呢？"一般最简易的说法是 38.5℃以上，但是也不用拘泥那零点几度的差别，主要还是看孩子有没有因为发烧而不舒服。例如孩子发高烧但精神很好，就不一定要急着退烧，相反的，孩子体温不是很高但已经很不舒服了，就不用再等体温攀上高峰，可以立即开始退烧。

　　少数的父母怕影响免疫力，因而不敢给孩子吃退烧药。其实免疫系统也不是随时都保持理性，虽然升高体温是身体对抗感染的方式之一，但免疫系统经常会冲过头，不惜要与病原体玉石俱焚，这时候吃退烧药就像帮过热的引擎降温。另外，退烧药的功能除了退烧之外，也可以消炎止痛，因此也用在头痛、肌肉酸痛、咽喉痛、肠病毒造成的口腔溃疡等身体不适的治疗上。

　　患者关于发烧的疑问很多，我们快速扫描一下：

- 两边耳温不一样时，以高的一边为准。
- 快要发高烧时，身体发抖、手脚冰冷是常见的。
- 看医生前可以先吃退烧药没关系，只要准确记录体温，不会影响医生判断。
- 两种不同的退烧药至少要相隔 4 小时，距离太近的话，怕体温一下子降太快。
- 尽量不要使用塞剂退烧，尤其有拉肚子的时候。因为塞剂原本就不是设计用来退烧的，使用塞剂可能造成体温下降太快，或是刺激胃肠道引起腹泻。

- 不要用冰枕、不要擦酒精。冰枕若在畏寒发抖的阶段使用，就像雪上加霜一样。酒精则会让毛孔收缩，身体反而不容易散热。

最后要提醒家长，3个月以内的小婴儿发烧，绝不能等闲视之。因为就算有脑膜炎、菌血症、泌尿道感染，外观也不一定有症状，最好立即到医院，而且要有住院的准备。虽然住院的检查结果出来，常是虚惊一场，但万一是严重的病，这些检查就非常值得了。

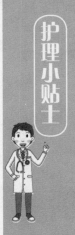

护理小贴士

如何正确测量体温？

正确测量体温才能知道孩子是否真的发烧。新生儿最好测量腋温或是肛温，家长常用的耳温枪则适合较大的幼儿，因为耳温枪是利用红外线测量耳膜的温度，若有耳屎、耳道太弯或太窄都会影响测量结果。额温是各种测量方式中最不准确的一种，不建议使用。

肛温测量方法：让宝宝趴在床上或大人腿上。先用肥皂水或酒精清洗体温计，再用冷水冲洗。在肛表水银头上约2厘米处涂抹一圈凡士林，待宝宝肛门括约肌放松时，以轻轻旋转的方式将体温计插入肛门约2厘米，测量时间3分钟左右。

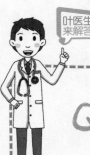

Q 为什么小朋友容易发烧与畏寒?

人体受到感染时，白细胞会释放细胞因子，将感染的信息传递到下丘脑。下丘脑是人体控制体温的中心，是间脑的一部分，位于眼睛后侧、脑的基底，连接神经系统和内分泌系统。下丘脑指挥身体利用排汗或发抖等方式来调节体温。畏寒是因为皮肤血管收缩，造成体表温度降低，常是发烧的前兆。

小朋友，尤其是婴幼儿，在第一次遭遇某种病原体时，特别容易发烧。随着成长的过程，免疫系统慢慢累积对抗病原体的经验，再遇到一次同样的病原体，马上翻出过去的档案，看看之前是怎么战胜它们的，下丘脑也不用再狂拉警报、升高温度了。到了成年，除非是严重的感冒，或是遇到常常突变的流感病毒，否则一般感冒已经很少会引起发烧了。

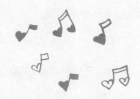

04

感冒流鼻涕
怎么处理?

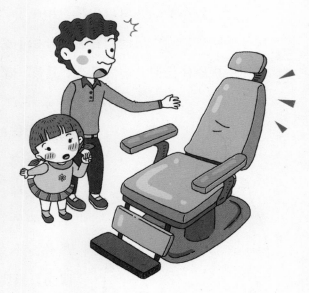

几年前,匈牙利的友人带孩子来看病,看见诊所的耳鼻喉科治疗台和电动升降椅,很惊讶地问:"你们也看牙齿吗?"

显然这些小儿科一般不会有的设备,让他困惑了。

诊疗台和电动升降椅的确是台湾地区诊所特有的现象，小孩在诊所看完感冒，如果不抽个鼻涕，就好像没走完就诊的流程。感冒是不是一定要抽鼻涕呢？一样是在台湾地区，医院的小儿科却大多不帮小孩抽鼻涕，这又是为什么呢？

在回答这个问题之前，我们先来谈谈，平常在家里要怎么处理小孩的鼻涕。大一点的小孩，可以提醒他们有鼻涕就要擤出来，不要养成吸回鼻涕的习惯，如果真的擤不出来，用力倒吸再从嘴巴吐出来，也是一种变通的方法。擤的时候可以两边同时擤，或压住其中一边的鼻孔以增加另一边气流的冲力。如果鼻塞太严重的话，千万不要用力擤，以免压力将细菌挤进耳咽管，造成中耳炎。

年龄较小的幼儿可以先练习用鼻子"吹"鼻涕，由大人示范几次鼻子吹气的动作给他们看。一开始不必用卫生纸盖住鼻子，也不必用手指压住任何一边的鼻孔，这样一来会比较安全也比较简单，等鼻涕被"吹"出来再擦拭。还不会这个动作的宝宝，最简单也最好用的吸鼻涕工具，是一种可以按压的橡胶圆球，前端连接着长约一厘米的透明软管。在按压球体之后放进鼻孔，不必太深入，放开时会产生吸力，只要移除看得到的鼻涕即可。透明的软管，可以让脏污无所遁形。选择吸头可和圆球拆开来的吸鼻器，

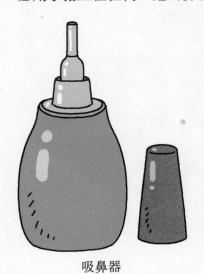

吸鼻器

在使用后会比较好清洗。

回到原来的问题，为什么诊所要用抽鼻涕的机器呢？因为在刚抽完的那一刹那，加上先前喷药的作用，鼻子会突然畅通，有立竿见影的效果。家长不一定有耐心等鼻涕走完自然的病程，至少暂时的缓解能让家长安心，如果只是吃药，看不到立竿见影的效果，很可能下次就到别家诊所看了。然而，抽鼻涕的效果通常只有半天到1天，不久又恢复原状，所以才会有很多小孩天天到诊所报到，甚至早晚都要抽一次鼻涕。

用机器抽鼻涕要注意的地方，一是有些小孩的体质容易流鼻血，二是如果一天到诊所多次，也增加和其他患者接触的机会，要小心快痊愈时又感染到新的病毒。有的小孩则是从此很怕看医生，常常从候诊时就开始哭。虽然眼泪通过鼻泪管可以顺便冲刷掉黏稠的鼻涕，但是会让问诊、听诊、身体检查都变得非常困难。

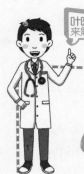

Q 感冒流的鼻涕是绿色的还是透明的?

流鼻涕是感冒最常见的症状。鼻涕主要是由鼻腔黏膜中的杯状细胞和腺体所分泌，再混合从微血管渗出来的血浆成分。其中，腺体和打喷嚏一样都由三叉神经支配，所以我们常在打喷嚏之后感觉有鼻涕，就是来自腺体的分泌。

在感冒的不同时期，这四个主要鼻涕来源所占的比例都不一样。在刚开始感冒时，鼻涕主要来自腺体和富含蛋白质的血浆成分，因此呈现透明或白色，常被称为鼻水。随着感冒的进展，嗜中性粒细胞和单核细胞逐渐聚集，因为它们都含有绿色的过氧化物酶，所以鼻涕慢慢变成浅绿色或黄色，等到数量更多时，就变成绿色了。

由此可知，鼻涕变黄或绿，主要是因为白细胞的参与，并不一定代表有细菌，也不能就此诊断为鼻窦炎。所以不要一看到黄绿鼻涕就吃抗生素，鼻涕一变透明，就任意停用了。这种错误的用法，在病毒感染时，会造成抗生素的滥用；在细菌感染时，因为不知道抗生素要用完一个疗程，而让细菌卷土重来。

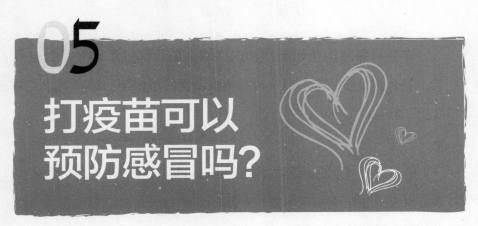

05
打疫苗可以
预防感冒吗?

本篇撰文/赖贞吟医生

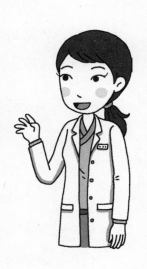

医生："乐乐又被幼儿园同学传染感冒了,扁桃体又红又肿。"

乐乐妈："医生,乐乐从小都是你给看的,该打的疫苗我都打了,自费的疫苗我也花钱打,怎么乐乐还是三天两头地感冒?"

医生："乐乐的妈你别沮丧……"

常会有焦急的爸妈问："该打的疫苗我都打了，自费的也打了，怎么孩子还是常常感冒？"打疫苗真的可以预防感冒吗？"可以！"但是，流感疫苗"只能"预防流行性感冒，百日咳疫苗"只能"预防百日咳，其他常见会引起感冒的病毒，并没有疫苗可以预防。而且每一年引起流感的病毒也是不同的，由于流感病毒经常变异，世界卫生组织每年都要根据新的监测结果，对流感疫苗所含病毒株重新进行推荐。所以接种了疫苗又感冒了，并不能说疫苗没有效果。

目前可接种的疫苗对于预防感冒的并发症扮演重要的角色。可以被疫苗保护的并发症包括细菌性肺炎、中耳炎、鼻窦炎，还有少见但会致命的脑膜炎与败血症。之后的篇幅我们会介绍跟感冒和感冒并发症相关的几个疫苗。

感冒急性期不宜打疫苗

医生："怎么过了应该接种疫苗的时间这么久，才来打疫苗呢？"

陈妈妈："他感冒一直没好，偶尔还是会咳嗽、流鼻涕，想说等他身体完全恢复再带来。不是这样吗？……"

感冒急性期的确不适合接种疫苗，但是感冒还没完全好并不是接种疫苗的禁忌。通常不在感冒的急性期接种疫苗不是因为疫苗的效果会打折扣，而是因为会影响对于感冒病情的观察。举例而言：1岁的贝贝昨天开始咳嗽，今天来看诊时咳得愈发厉害，若在今天看诊时接种疫苗，晚上贝贝发烧，医生很难鉴别诊断宝宝是因为病情恶化或是疫苗反应而发烧。再举另一例，6 个月大的小花，被哥哥传染感冒已经 1 周，目前已退烧，食欲活力正常但仍有轻微咳嗽，医生判断病程已进入恢复期，此时接种疫苗就没有问题了。

关于接种疫苗的三大重要观念

① 早打早保护

当小朋友应该接种疫苗的时间一到，除非正在住院或者发烧，父母应该尽早带到医疗院所给医生评估是否可以接种疫苗。尤其是有时间性的疫苗如流感疫苗，应在每年流感流行开始前接种。

② 疫苗不等于金钟罩，戴口罩、勤洗手不能忘

前文的乐乐上幼儿园后总是三天两头感冒，让妈妈疲于奔命。小朋友在学校过与同学亲密互动的群体生活，偏偏感冒相关的病毒又最爱侵犯小朋友，大部分的小朋友上幼儿园的前半年到一年间，总是感冒不断。因为大部分引起感冒的病毒都没有疫苗可以预防。出入公共场所或亲密接触者如学校同学有感冒症状时，一定要记得戴口罩、勤洗手。至于感冒常见的继发性细菌感染，主要由肺炎链球菌、流感嗜血杆菌、卡他莫拉菌所引起，目前的疫苗可以预防部分的肺炎链球菌和流感嗜血杆菌。

③ 自助人助，保护自己也保护别人

打疫苗也可以帮助别人？"没错！"肺炎链球菌结合疫苗在美国上市后，除了接种的儿童族群侵袭性肺炎大幅度减少，连没有接种疫苗的老年人肺炎发生率也明显下降。肺炎链球菌最容易寄生在儿童的呼吸道，当儿童因为接种疫苗有免疫力，身上的带菌量下

降，环境中肺炎链球菌量随之减少，没有接种疫苗的人不容易接触到肺炎链球菌而生病，这就是所谓的包围策略。当尚未接种疫苗的婴儿其周围家人对某种细菌／病毒有免疫力，就不会把这个细菌／病毒传给婴儿，婴儿间接地被保护在家人为他筑起的防护墙里。

除了包围策略，还有一个保护小婴儿的方法——怀孕妇女接种疫苗后产生的抗体会通过脐带到胎儿身上，这些抗体约可以保护初生婴儿至6个月大。

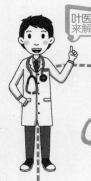

Q 大人、孩子互相传染感冒?

很多爸妈带孩子来看诊后，下一次自己也会来看诊，因为病毒的传染率高，所以被孩子传染了，但有时候也会遇到爸妈说他们和孩子不断地交叉感染，一下孩子传给大人，一下大人传给孩子，然后又再来一次循环，让他们感到很困扰。

这其实是误会，如果是同一种病毒，顶多大人传给孩子或孩子传给大人一次就会结束了，因为有抗体保护。所以这可能是两种情况，一种是大人、孩子都过敏，所以不断有类似感冒的症状，一种是重复感染了不同的病毒。例如孩子周一感染鼻病毒，妈妈周四感染腺病毒，下周二孩子被妈妈传染腺病毒，但妈妈可能误会是孩子传给妈妈又传回给孩子。下周六如果妈妈又得流感，又以为孩子再传回来。

理论上，短期间内重复感染同一种病毒的机会微乎其微，家里如果有像打乒乓球一样的交叉感染，大多是有两种以上的病毒在流窜。建议有家人患病时，自己不管是不是感冒才刚好，都要多用肥皂洗手，才不会又被感染到另一种病毒。

06

为什么鼻子
常塞住一边?

小凯今年8岁,哭着走进诊间,哽咽到上气不接下气,和平常活泼好动的样子判若两人。原来他昨天半夜开始头痛和发高烧,鼻塞严重到整个晚上都睡不好。烧好不容易才退,但是一大早又发烧了。医生检查鼻黏膜,发现两侧的下鼻甲都非常肿胀,堵住了鼻孔,难怪要张开嘴巴才能呼吸。

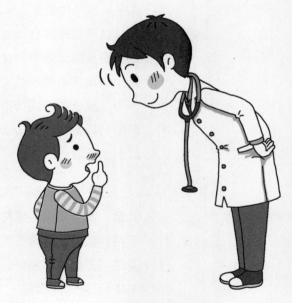

鼻塞最主要的原因，是下鼻甲前端和鼻中隔的部分，在上皮静脉扩张充血之后，变得肿胀而阻碍气流的进出。感冒时，常常一边鼻塞，要靠另一边呼吸，过一阵子又变成塞另外一边。其实平常没感冒的时候，两侧鼻腔内的上皮静脉，就会以4~6个小时为一个循环，轮流收缩与扩张。这种正常的生理现象，称为鼻循环。侧躺时，则靠近床面的那一边，下鼻甲的上皮静脉会慢慢扩张。

　　我们平时不一定能感受到鼻循环所造成的两侧气流差异，就像封闭六线道的其中一线，对车流影响不大。但如果正在感冒，就像封闭双线道的其中一线，轮到肿胀的那一边，就会觉得鼻塞了。更严重的是，控制不良的过敏性鼻炎再加上感冒，下鼻甲就可能像软木塞一样塞住整个鼻孔，甚至两边都不通时，就只能张开嘴巴呼吸了。

　　上述的鼻塞，是塞住鼻腔的前端，而另一个儿童鼻塞的关键，是位于鼻咽部后上壁的腺样体。如果腺样体肥大或感染，会塞住鼻腔的后端。腺样体不容易诊视，要用反光镜或内视镜才看得到，平常只能从病史推敲。腺样体肥大，除了造成呼吸困难之外，还会并发鼻窦炎，也会影响耳咽管的功能而好发中耳炎，甚至因为长期张嘴呼吸，造成脸部外形改变。

　　腺样体肥大的情形其实并不少见，在5~6岁之间会达到一个高峰，随着年龄增长再逐渐变小。像这样的小孩，晚上睡觉常出现严重的打呼，甚至阻塞到暂时停止呼吸。小孩醒来后，自己也许没什么印象，反倒是父母听了一整个晚上，感觉很难过。研究指出，使用含糖皮质激素的鼻喷剂，有助于缩小腺样体的体积，建议及早治疗，否则严重的话就只有手术了。

在孩子不懂事的年纪，别忘了异物塞入也是鼻塞的可能原因。遇过一个特殊的案例，在灯光昏暗的飞机上，妈妈惊觉小女孩的鼻孔有反光，下飞机后赶紧找医生，取出塑胶小串珠。原来是小女孩的玩具，不知何时被放进鼻孔里面了。

要缓解鼻塞，可用口服药物或洗鼻子的方式。局部作用的糖皮质激素鼻喷剂，适合长期控制，但不适合救急。让血管收缩的鼻喷剂，虽然作用较快，但不建议小孩使用，大人如果连续使用超过3~5天，反而会产生药物性鼻炎，造成反弹性的鼻塞。

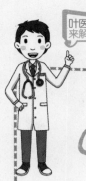

Q 鼻中隔偏曲也会造成鼻塞吗?

如果长期单侧鼻塞,很可能是鼻中隔偏曲造成的。照理来说,应该是鼻中隔突出压迫到的那边会觉得鼻塞,但严重的患者对长期塞住的那边早已无感,反而是通畅的那边,还可以感觉得到鼻循环的收缩与肿胀,才有鼻塞的感觉。

而鼻中隔偏曲又是怎么来的呢? 从出生开始,鼻中隔不管是明显的外伤或是微小的软骨骨折,大大小小的伤害都会慢慢累积,在经过青春期的快速发育后,偏曲会变得更明显。症状严重的话,可以考虑手术改善。

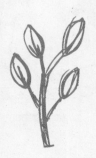

07

咳嗽一定要
吃止咳药吗？

"医生啊，你有没有开给他止咳的药？"带孙子来看病的奶奶，才刚走出诊间，又忍不住探头进来问，生怕自己少讲了什么症状，或是医生漏开了什么药。医生连忙回答："有！有！你放心！"奶奶听了点点头，这才心满意足地离开。

有咳止咳，听起来天经地义，但是真有这么简单吗？

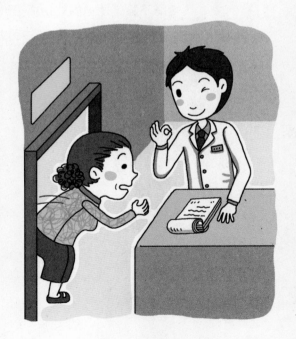

当我们不小心呛到时，进入气管的异物会刺激迷走神经，将信息传送到延髓。为了争取时间，延髓不必再等大脑回传的指令，直接完成咳嗽的动作，用力将异物咳出。这种咳嗽是保护性的反射动作。在生病的时候，如果病菌侵犯下呼吸道，也会产生痰液，这时候可由大脑下令，主动咳嗽以清除痰液。

如果是因痰而起的咳嗽，强力止咳反而会让该咳出来的痰出不来。我们应该审视一下咳嗽的原因，如果是因为痰很黏稠，以至于咳很多次都还不一定能将痰咳出来，这时候应该用化痰药来稀释痰液，让痰松动容易咳出，而不是去降低咳嗽的敏感度。有时吃完药以后，感觉痰变多，就是这个道理。婴幼儿常常把痰吞进胃里，也是另一种排痰的方法，但量多的话可能引起呕吐。

有些咳嗽则是可以适度止咳的。像感冒刚开始的时候，还没真的有痰，只是因为咽喉炎而觉得咽部痒，想咳嗽，这时候用止咳药就无可厚非了。咳嗽也可能是因为对外界刺激特别敏感，例如遇到冷空气。有些咳嗽则是会影响到生活作息，例如咳嗽时肚子太用力而咳到吐，或是晚上咳到睡不着、越咳越敏感而越想咳，这些情况都可以适时用点止咳药。

有些咳嗽要从问题的根本治疗起。例如哮喘，很多人顾名思义，以为一定要到呼吸急促或是吸不到空气的情况才叫哮喘。其实很多哮喘，在初期都是先以夜咳来表现，尤其容易在天气突然转凉时发生。剧烈运动也可能诱发哮喘而咳嗽。哮喘的咳嗽，在急性期可以用支气管扩张剂，严重时则要用口服糖皮质激素，若真的喘不过气来，就要立即送急诊了。

不仅如此，呼吸道以外的因素也会引起咳嗽。胃食管反流时，食管的迷走神经会将受到的刺激传至延髓，送达的位置和控制咳嗽的区域很接近，可能因此引发咳嗽。外耳道的后下壁也有迷走神经的分支，所以有些人在挖耳朵的时候也会想咳嗽，甚至外耳道的异物，例如耳垢，也会引起咳嗽。还有抽动秽语综合征，除了眨眼睛、耸肩膀、摇摇头之外，也会有声语型的表现，其中也包括像清喉咙般的咳嗽。

台湾地区俗谚说："医生惊治嗽，土水惊抓漏。"是因为咳嗽不容易诊断，原因可能不止一个，需要详尽的病史与仔细的听诊才能辨别清楚。如果不管三七二十一就用强力的止咳药，就像掩耳盗铃，虽然暂时止咳，看起来很有成效，但实际的问题并没有解决。有些感染会严重破坏呼吸道的上皮组织，就算诊断和治疗都对了，但在感染过后还是会一直咳，要3~8周才会好。难怪医生一听到患者还在咳嗽，就又要开始烦恼了！

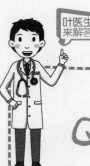

叶医生来解答

Q 鼻涕倒流会引起咳嗽吗?

　　鼻涕倒流跟胃肠型感冒一样,是家长耳熟能详的诊断,但鼻涕倒流是否就会造成咳嗽,其实一直存在着争议。首先在定义上,鼻涕倒流是医生看到才算有,还是只要患者感觉有就有,也没有一定的共识。

　　我在几年前曾有一次感冒,每次只要一感觉鼻涕倒流,就会想咳嗽。但在印象中,最近的感冒也只有那一次有这样的情形。目前的想法是,虽然鼻涕倒流可能引起咳嗽,但就算发现鼻涕倒流,还是要检查其他咳嗽的原因,才不会挂一漏万。

08

咽喉痛，又是
扁桃体炎惹的祸!？

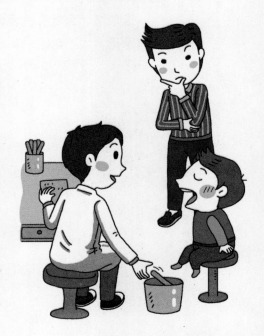

"医生，他扁桃体有没有炎症？"丁丁爸从一进诊间，就急着想知道。"嗯，是有一点点红！"语毕，随手把压舌板丢进医疗垃圾桶里。丁丁听了以后，骄傲地抬头对爸爸说："你看吧！我就说一定又是扁桃体炎！"

看诊结束，医生向爸爸解释共开了哪几种药物，爸爸疑惑地问："不是说扁桃体炎吗？怎么没有开治扁桃体炎的药？"

类似这样的对话，在门诊经常出现。扁桃体看起来好像老是出问题，抵抗力一下降就要发作。咽扁桃体、腭扁桃体以及前下方的舌扁桃体，一起环绕着鼻腔和口腔进入咽喉的关卡，共同建立"韦氏环"。一旦有病菌试图穿越韦氏环，会立即发出警报，比对敌人的身份，若是累犯，则派出经验老到的部队，加速围剿。如果是新面孔或伪装过的病菌，可能就要一番苦战了。

病毒方面，鼻病毒、腺病毒、呼吸道合胞病毒、流感病毒、副流感病毒，都可能造成咽喉炎或扁桃体肿大，肠病毒甚至还会造成溃疡。EB 病毒（*Epstein—Barr 病毒，又称为人类疱疹病毒 4 型*）更是会卷起千堆雪，在扁桃体上堆砌浓浓的渗出物。

细菌方面，则是以 A 族链球菌最常见，可能产生风湿热或肾小球肾炎等并发症，必须使用 10 天的抗生素，不可不慎。扁桃体在 4~10 岁之间的功能最活跃，体积也最大，很多小孩就算没生病，平时也有大大的扁桃体，在青春期之后才会慢慢变小。

咽喉痒常是感冒的第一个症状，接着可能变成咽喉痛，一般不会持续太久。患者有时也会抱怨耳朵痛，如果检查耳朵没有问题，可能只是咽喉痛的转移。因为舌咽神经同时在扁桃体和中耳都有分支，因此扁桃体炎有时反而感觉到的是耳朵痛，让人误以为耳朵有问题。

反过来说，感冒不一定都要有咽喉痛，咽部和扁桃体有没有红，也是程度上的问题。例如呼吸道合胞病毒可以先流鼻涕再咳嗽，不一定要有明显的咽喉痛。因此感冒时如果咽部没有红也不奇怪，这时候是从别的症状来判断有没有感冒。

回到案例上丁丁爸最后的问题，有没有针对扁桃体炎开的药呢？严格来说，除了 A 族链球菌必须使用抗生素之外，其他病毒造成的扁桃体炎并没有特效药，也不必使用抗生素，以对症治疗为主。

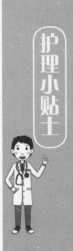

扁桃体炎护理要点

1. 扁桃体是由细菌或病毒感染造成，可具有传染性，一旦家里的小朋友感染，尽量避免外出。与其他家庭成员互动时，也要注意飞沫及接触传染的可能。

2. 注意口腔卫生，早晚刷牙、饭后漱口，以免造成继发感染。

3. 建议给孩子吃流质、清淡的食物。辛辣刺激、太烫、粉末状、纤维素太多、油炸、太过冰冷的食物，都会加重咽部的不适感，应避免给孩子食用。

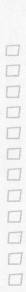

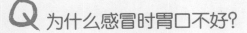

叶医生
来解答

Q 为什么感冒时胃口不好?

咽喉痛在吞咽时会更明显,可能因此不想吃东西。也有越来越多的研究支持,在人类演化过程中,没胃口是对抗感染的机制之一。可以想象在远古时代,如果感冒了在洞穴里休息到一半,肚子突然咕噜咕噜叫了起来,不得不拖着疲惫的身躯去打猎,那是多么折腾人的一件事情啊!

感冒时如果不想吃东西,就可以省下外出觅食所需要的时间与体力,让身体专心对抗感染。而且少吃一点东西,病菌也较不易从食物中获得养分。因此小朋友感冒没胃口时,只要不严重到脱水或低血糖,爸妈都不用太担心,这是对抗病菌的策略之一。更不用在这时候大补特补,因为病菌正对着食物虎视眈眈呢!

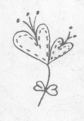

09

感冒一定要
看医生吗？

小萱 11 岁，因为咳嗽、鼻塞、流鼻涕而来看医生，就像稀松平常的感冒。然而听诊时，医生发现她心跳速度超快，仔细测量，每分钟 108 下。每一次心脏跳动的力道，都像要把听诊器推开一样。移开听诊器，隔着衣服就可以看到心脏扑通扑通地跳动，就像我们平常形容的"心脏都快要跳出来"。

这是心脏病吗？

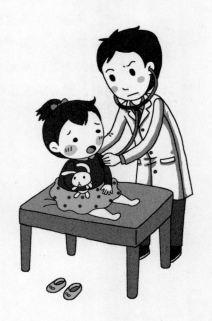

案例中的小萱身材偏瘦，妈妈说她一直都吃不胖。种种迹象，让我开始怀疑她有甲状腺功能亢进，妈妈也才猛然想起，小萱的爸爸在年轻时，曾因为甲状腺功能亢进而接受治疗，还有他们住在海边的那段时间，可能不小心吃了太多含碘的食物。再仔细一瞧，小萱没有高度近视，但从侧面看起来，眼球却比一般人突出，于是安排甲状腺功能亢进的抽血检验。

几天后报告出炉，"游离甲状腺激素"超过正常值上限的四倍，证实小萱有甲状腺功能亢进的情形。虽然脑下垂体也意识到有过多的游离甲状腺激素，进行负反馈调节，几乎不再分泌"促甲状腺激素"来刺激甲状腺了，但是甲状腺仍然继续埋头苦干，拼命制造甲状腺激素。这个案例最特别的是，在她第一次看诊之后，妈妈想到小萱的双胞胎妹妹也有类似表现，于是也带来抽血，同时被诊断出有甲状腺功能亢进。

从这个一箭双雕的例子，可以知道"医生亲自诊察"的重要性。虽然一开始只是来看感冒，但望、闻、问、切的过程中，就像进行小小的健康检查。小萱对她心跳的问题早已习以为常，如果是通过电话或网络咨询医生，可能根本不会列在症状的描述里。咳嗽、鼻塞、流鼻涕，这些症状通过文字或言语表达，看起来平凡无奇，但也可能潜藏哮喘、鼻窦炎、中耳炎等疾病，要经过医生亲自诊察才能排除。

很多人都会在网络上问："我咳嗽、流鼻涕，一定要看医生吗？"每次听完都觉得很矛盾，因为当我认真思考这些症状需不需要看医生时，脑子已经自动切换到"医生模式"，开始列出所有疾病的可能性，扫描有哪些地方没被注意到。在一问一答之间，其实就像是在问诊了。而且无论如何，少了身体检查的步骤，还是可能漏掉关键的部分，实在没办法光凭这些信息就大声说患者是没问题的。这也是用电话或网络咨询最大的缺点。

感冒或许不用看医生，但在看医生之前，你确定这一切只是感冒而已吗？

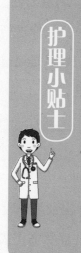

护理小贴士

孩子感冒了可以喝姜汤吗？

有很多人感冒了习惯喝姜汤，认为发发汗就好了。姜汤是辛温发表的，但发表力较弱，仅仅适合早期风寒型感冒的孩子服用。风热型感冒的孩子喝姜汤反而会加重病情。一旦孩子感冒了，不是都能喝碗姜汤解决问题的，要具体分析孩子的病情，看是属于什么类型的感冒，对症下药则药到病除，否则雪上加霜。所以，如果你分辨不清孩子的病情，还是去看医生吧。

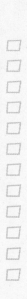

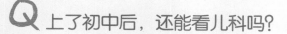

Q 上了初中后，还能看儿科吗？

几年前轮派到儿科的急诊，听到门外有人窃窃私语："我已经这么大了，还要看儿科吗？"不久，一个男初中生走进来，低着头经过哭声此起彼伏的急诊观察室，局促不安地坐下。等到听诊器上挂着一只无尾熊的医生开始问诊，男初中生才回过神来。不过也不是每个人看儿科都会这么尴尬，最近有位妈妈感冒，坐定后，才发现挂的是儿科，她灵光一闪说："我是被小孩传染的，所以来看儿科也对呀！"

儿科的范围涵盖到 14 岁，所以初中生看儿科其实是很正常。大人如果和小孩同时感冒，一起看儿科也无妨。很多基层儿科医生甚至也看成人慢性病，就看愿不愿再学习儿科以外的知识。

另外，儿科还可以分成很多"亚专科"，例如孩子肚子痛，应该看儿科或小儿消化科，而不是大人的消化内科。孩子生病，除非很确定只是单一器官的问题，否则一般还是建议先看儿科医生，先作整体的评估，有需要再转其他科别。例如 EB 病毒（人类疱疹病毒 4 型）感染初期，眼睛可能会水肿，这时候若只看眼睛，也很难看出个所以然。

10

感冒不吃药
会不会好？

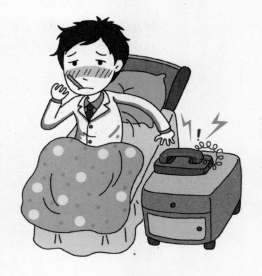

有次参加广播节目，当时禽流感的新闻正热，主持人在开播前私下问我说："听说你们医生自己感冒都不吃药，让它自己好？"这让我回想到十几年前，当时还没有血汗医院这个名词。有一次值班，结果我自己发着高烧，窝在棉被里畏寒发抖，但是一接到护士站的电话，还是要立刻跳起来处理患者的问题。当处理患者的发烧时，说不定医生自己的体温比患者还高。

感冒一定要吃药吗？就我自己而言，可以多休息就多休息，可以多睡觉就多睡觉，记得补充水分，如果不饿的话就少吃点东西。但如果症状严重，例如发高烧、头痛、肌肉酸痛、严重鼻塞、有痰咳不出来等，还是会吃药。另一种情况则是为了保持一定的精神与体能，例如必须看诊或值班，就算身体还不到那么不舒服的地步，也会选择吃药以利于工作的进行。

不过别忘了，我是大人，而且是医生，能随时掌控自己的症状。在患者回家后，医生唯一能掌握的，就是嘱咐按时吃药，除非未来会有云端照护系统，可以让医生监控。儿科医生开的感冒药，大多只是缓解症状，不至于将症状完全掩盖，在下一次回诊时，可通过对药物的反应来判断疾病的严重度。如果按时吃药但症状一直没有改善，就会特别注意并发症。如果不按时吃药，而且症状也没改善，那就不容易判断是因为病情恶化或只是纯粹没吃药的关系了。

换个角度来看，如果病情有改善，小孩也没有多大的不舒服，而且确定只是一般的感冒，没有并发症也没有过敏体质，那么不吃药也是一种选择。但是如果症状持续太久或逐渐恶化，却因为担心药物的副作用而不敢用药，就未免太因噎废食了。别忘了，药物存在的目的，还是取决于它的"正"作用，如果副作用真的那么大，就算没被禁用，医生也不会开。

其实对西医来说，西药的成分可以清清楚楚列出来，反而比较好控制。一般大众对西药存有许多误解，因而产生太多无谓的恐惧。例如药物由肝脏代谢，可能被解读成伤肝；药物由肾脏代谢，可能被解读成伤肾；国外标示"非医生处方不得使用于儿童"，到国内就被解读成"不得使用于儿童"了。最怕的是有人因为不想吃药而不去看医生，每次都要硬撑到快不行才就诊。其实不吃药和不看医生是两回事，如果医生许可，看医生也不一定就要吃药。

那一年在值班时发烧的故事还没讲完，现在推测当时应该是得了流感，而达菲在那时还是新药，因此也没机会使用。值完班后，自己乖乖去挂学长的门诊，检查结果显示并发细菌感染，于是按时吃完抗生素的疗程。总而言之，会自然好的感冒不一定要吃药，但如果感冒很不舒服或一直没有好，就别再撑了。若是有一定时间疗程的药，像是达菲或抗生素，就算症状减轻了，还是得按疗程服用完毕。

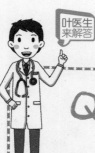

Q 感冒药一定有效吗？会不会有副作用？

关于感冒药的副作用和效用的研究，对象大多是广义的感冒，使用的可能是综合感冒药，而且越小的小孩越没办法完整且清楚地表达出症状的变化，因此有太多不可控制的变数，所以才会有感冒药对感冒症状没有帮助的结论。这类研究主要的目的是提醒家长不要乱买成人药给小孩吃，因为万一过量还是可能会有副作用。

另一种情况是，针对某一个症状，1000 个人吃了同样的药以后，有 200 个人变严重，有 200 个人有改善，统计分数的结果是此药无效。但在实际上，对有改善的这两百人来说，这药其实是有效的。如果我们有能力再进一步分辨哪些人吃了这个药会改善，而且不会产生副作用，那么这个药还是有它治疗的价值，只是要看用在什么患者身上。

国内看病很方便，而且不像国外那么贵。如果医生能将疾病再细分成不同种类，按照每个人的体质开适当的药物，再依患者的反应来调整，这样的用药效果，会比不管什么感冒都吃一样的药物要来得好。医生的诊察就像是车子的方向盘，药物就像是引擎，如果方向对的话，早晚会到达目的地，如果方向错的话，再怎么催油门都到不了。

11

流感和普通感冒
有什么不同？

仔仔发烧了，仔仔爸爸和妈妈一起带着仔仔来看医生，仔仔爸觉得小朋友是流感，仔仔妈却认为是普通感冒，两个人在诊间争论不休。

到底是流感还是普通感冒？这两者要怎么分呢？

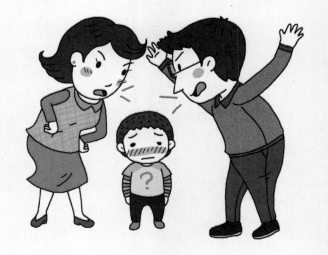

上呼吸道感染俗称"感冒"，是小儿最常见的疾病。感冒又分普通感冒和流行性感冒（即流感），很多孩子每年都会感冒几次，到底哪一次是普通感冒，哪一次是流感呢？家长们要仔细区分，区别对待。

普通感冒一般在受凉后出现症状，主要表现为鼻塞、喷嚏、流鼻涕等，全身症状比较轻。引起普通感冒的病原体多种多样，细菌、病毒、支原体都可引起，有时合并多种病原体感染。普通感冒总体来说比较安全，如果症状较轻，可能不吃药过几天也就好了。需要注意的是婴幼儿，即使普通感冒也可能全身症状比较重，甚至出现热性惊厥，爸爸妈妈要特别注意。

流感则是流感病毒、副流感病毒引起的，有明显的季节性和周期性。它的传染性很强，而且病毒很容易变异，即使是患过流感的人也很容易被感染。流感的全身症状比较重，突然畏寒、发热、头痛、全身酸痛、恶心、食欲不振等，婴幼儿容易并发肺炎或心力衰竭。严重时有生命危险，之前爆发的禽流感就是由甲型流感病毒引起的。所以，对于流感应做到早诊断、早治疗。

什么时候需要做流感的快速筛检呢？快筛很快，可以在30分钟内得到结果，但缺点是平均的敏感度约只有七成，也就是说，在流感患者当中，约三成的快筛结果不会显现出阳性，也称作"假阴性"。其实，七成的敏感度也并非不能突破，就我个人在流感盛行季节的经验，先排除掉明显是其他疾病的患者之后，如果能从鼻腔中采取足够的标本（**必要时多采几次**），而且是在第一次发烧后的

24～48 小时之间做快筛，可以大幅提高快筛的敏感度，10 次快筛可能只有一两次是阴性。

实际看诊时，如果医生已经很有把握可以从临床上判断是流感，就不一定要做快筛，否则万一出现假阴性，反而无所适从。快筛最适合用在患者的症状模棱两可时，可以帮助医生决定要不要用抗流感药物。另外也可以区分是流感甲型或乙型，一般乙型流感对抗流感药物的反应比较慢，退烧所需的时间约比甲型多一天。较准确的流感病毒培养，则要花上好几天的时间才能有报告。等到报告出来时，也早已超过使用抗流感药物的黄金时间了，因此只有大医院会做，一般诊所不会做这样的检查。

目前治疗流感的最常用药物是达菲，经历过"非典"、禽流感之后，大家对这个药已经不陌生。什么时候要使用达菲呢？理论上，感染了流感病毒并且出现严重流感症状的患者，才需要使用抗流感药物。但是上述的检验技术还没办法既快又准，因此在流感流行期间，也要依靠医生专业的判断，有时不必经过快筛，就可以直接用达菲治疗流感患者，以掌握治疗的时效，减轻患者的症状，也减缓病毒传播的速度。

接下来在书的第二部分，我们从病人的角度来看疾病，第三部分则是从病原体的角度来看。这两部分会有许多重叠，如同两盏来自不同方向的投射灯，可以减少死角，让我们看得更加清楚。

第2章

有些疾病
和你想的不一样

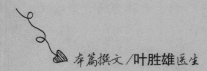

本篇撰文／叶胜雄医生

　　小朋友不管是在幼儿园还是小学阶段，甚至到初中、高中，父母常会觉得自己的孩子身体不好，一天到晚常跑医院。其实这是因为小朋友还在发育，抵抗力和身体机能的确都还在发展中，所以比起大人更容易生病。

　　这个章节都是儿科门诊常见的呼吸道和胃肠道感染疾病，让新手父母，甚至是老手父母，能充分了解和应对。

01 感冒与非典型感冒

感冒可以分成狭义的感冒和广义的感冒。在探讨感冒相关议题时，最重要的是先要确定谈的是狭义的感冒或是广义的感冒，否则很可能各执一词，到最后原来是鸡同鸭讲，其实谁都没有错。

广义的感冒，几乎包括了所有呼吸道的传染疾病，其中比较严重的可能会被形容为重感冒、非典型感冒，甚至连病毒性肠胃炎也会被拉进来称为肠胃型感冒，可见得大家多爱用感冒这个诊断。

狭义的感冒，我习惯就称作"感冒"，有时为了让家长更容易区分，也顺便说明严重的程度，则会强调是"一般感冒"或是"普通感冒"。"感冒"的正式名称是上呼吸道感染，第一天通常先咽痒或咽痛，第二天开始流鼻涕或鼻塞，结束前可能会有2~3天的黄鼻涕，约三分之一的人会咳嗽。婴幼儿在感冒的前3天，可能每隔4~6个小时会有反复的发烧，大人则不太会发烧。普通感冒具有自限性，只要没并发症，大多自然会好。

虽然感冒不可怕，但是熟悉感冒的病程却很重要。知道哪些症状是感冒常见的，感冒时可以减少无谓的担心；知道哪些症状是少见或不该出现的，对并发症或其他比感冒更严重的病，才能提早有所警觉。为了强调后者的重要性，将它们统称为"非典型感冒"，并列出三大警讯、三种类型以及治疗的三大方针。从第 2 节起，再一一介绍每种疾病。

非典型感冒的三大警讯

①**发烧太久**：发烧超过 3 天，或者感冒的中后期又突然发烧。

②**病程太长**：咳嗽或流鼻涕超过 10 天，黄绿脓鼻涕超过 3 天。

③**病情严重**：症状超过感冒的严重度，例如咳不停、咳声像犬吠、喘憋、痰量过多、发烧超过 39℃。

非典型感冒的三种类型

①**季节相关**：感冒一整年都有，夏天以外都是高峰期。流感和哮吼综合征好发于秋、冬两季，轮状病毒在夏、秋、冬季常见，A 族链球菌则集中在冬季和春季，这些疾病都有可能在某一段时间爆发。

②**并发症**：感冒常只是生病的一个开端，就像城门被打开一样，如果免疫力应付不了，细菌或病毒就可能长驱直入。鼻窦炎、中耳炎、肺炎等，都可能是感冒的并发症。

③**过敏体质**：每天早上打喷嚏、流鼻水，或者每天夜咳，这些都要怀疑有过敏性鼻炎或哮喘。有过敏体质的人，在感冒的

时候还是会继续过敏，并且让感冒更加严重。

非典型感冒的三大治疗方针

①**釜底抽薪**：非典型感冒不是有咳止咳就好，就像要让一锅热汤停止沸腾，最好的方法是抽掉锅底的柴火。如果是过敏，就要做好环境的控制或给予适当的药物治疗，如果是细菌感染，则要适当使用抗生素。

②**病程追踪**：严重或复杂的病情，常需要两次以上的诊察，才有办法知道初步的治疗是否有成效，并预测病情发展的趋势，以及决定是否需要调整治疗。

③**完整疗程**：最忌讳的是不分青红皂白就使用抗生素，不该用的时候用，该用的时候反而用得不够彻底。使用抗生素，一定要先知道为什么要吃抗生素，要吃多久。要用就要用完一个疗程，如果中途停止，残留下来的细菌都经过抗生素的洗礼，就像在培养勇敢的菌种一样，万一这些细菌再度坐大，就不像原先那么好对付了！

02 口腔溃疡相关疾病

大人常说的口疮，正式的名称是口腔溃疡，小孩子也可能会有。但要注意，如果手掌脚掌有红疹，可能是手足口病；若溃疡集中在悬雍垂与软腭之间，可能是咽峡炎；如果牙龈突然肿胀、出血、有臭味，且并非口腔清洁不好所引起，则可能是疱疹性口腔炎。另一个要谈的是鹅口疮，名字和口疮很接近，是念珠菌感染所引起，好发于6个月内的婴儿。

认识肠病毒（手足口病、咽峡炎）

病原体	肠病毒，60多种类型
威胁性	少数会演变成重症，例如：心肌炎、脑膜炎、脑炎
特点	手足口病的溃疡散布于口腔，咽峡炎则集中于悬雍垂与软腭之间
检查方法	一般门诊从外观就能判定，实验室检查则依设备而定
治疗方式	大部分在门诊对症治疗即可，严重者须住院
注意事项	小心重症的前兆，5岁以下小儿是高危险群

肠病毒感染是家长闻之色变的疾病，一方面是怕重症，一方面是要开始烦恼不能上学的问题。大部分的肠病毒感染并不难诊断，尤其是大家耳熟能详的手足口病。若孩子能合作张开嘴巴，也不难发现咽峡炎。肠病毒感染一般发烧不超过 3 天，对小儿最常见的影响是食欲减低。如果食欲真的太差，1 岁以上的小朋友，有时医生会允许吃冰淇淋，暂时为热量的来源。少数几乎完全吃不下的，只好打点滴治疗了。

肠病毒感染最让人担心的，是占极少数的重症患者，5 岁以下皆为高危险群。病情可能瞬息万变，因此要特别注意重症的前兆，包括：

- 持续发烧、嗜睡、意识不清、活力不佳、手脚无力
- 肌跃性抽搐（**无故惊吓或突然间全身肌肉收缩**）
- 持续呕吐
- 呼吸急促或心跳加快

如有这些前兆，请尽快到医院就医。虽然大部分的肠病毒感染都会自己痊愈，不过肠病毒共有 60 多种，同一个季节里感染两次肠病毒的状况，并不少见。因此就算得过肠病毒感染，还是要小心防范。

疱疹性口腔炎

病原体	单纯疱疹病毒Ⅰ型为主，Ⅱ型偶尔可见
威胁性	对新生儿及免疫功能缺陷者有致命危险
特点	口腔溃疡、牙龈肿胀出血、有股血腥的臭味
检查方法	由外观判定
治疗方式	对症治疗。严重者可于3天内使用抗病毒药物
注意事项	勿让病童吃手，否则可能移转到手上变成疱疹性指头炎

疱疹性口腔炎一开始容易和咽峡炎混淆，随着溃疡越来越多，可以发现咽峡炎的溃疡多在口腔后半部，疱疹性口腔炎的溃疡则多在前半部。它的特色是会侵犯牙龈，除了红肿之外，只要轻轻一碰就会出血，因而有一股血腥的臭味。在少数情况下，真的很难和咽峡炎区分，曾遇过一个住院患者，既像咽峡炎又像疱疹性口腔炎，最后病毒培养报告出来，证实同时感染这两种病毒，也难怪大家分不出来了。

一般患者只需要对症治疗，严重者可于3天内使用抗病毒药物。在照顾上，进食是最大的问题，有时不得不住院打点滴，以补充热量和水分。要小心病毒会随着唾液传播，如果流口水，在嘴角周围也会长水疱；如果吃手，病毒可能移转到手上，变成疱疹性指头炎。

其实大部分孩子感染单纯疱疹病毒Ⅰ型后，并不会有明显的症状，但是病毒会潜伏在人体里面。当免疫力较差或常熬夜时，单纯疱疹病毒就会伺机而动，复发造成唇疱疹，多见于嘴唇边缘。这时候的病毒传染力很强，大人若复发唇疱疹，要特别注意不要传染给孩子。

鹅口疮

病原体	白色念珠菌
威胁性	影响食欲
特点	口腔黏膜上的白点，强力去除可能导致出血
检查方法	外观要与奶垢作区别
治疗方式	局部抗真菌药物
注意事项	6个月大以上若还有鹅口疮，要小心免疫力的问题

鹅口疮分布在口腔内和嘴唇上，因为外观白白的，常被误认为奶垢。辨别的方法是用棉棒或纱布擦擦看，奶垢的话可以轻易去除，鹅口疮的话要用力刮才会掉，而且刮掉后常造成轻微的出血。有经验的医生不一定要每个患者都实际刮刮看，大部分从外观和分布就可以辨别。

白色念珠菌在人的口腔中很常见，免疫力正常的话，白色念珠菌是没办法落地生根的。6个月内的婴儿，免疫力相对较弱，如果一整天都没有好好清洁口腔，白色念珠菌会吸附在口腔黏膜或嘴唇上，越长越多。鹅口疮会影响宝宝的食欲，千万不要以为只是单纯的厌奶，因为鹅口疮是可以治疗的。最常用的药物是制霉菌素鱼肝油混悬溶液，可以沾在棉棒或纱布上，涂抹于患部，一天涂 4 次，至少使用 7 天。涂药后的半个小时内，尽量不要进食。

预防鹅口疮的方法，最重要的还是加强口腔清洁，好好消毒奶嘴，或直接换掉老旧的奶嘴。另外要注意，妈妈的乳头如果也感染白色念珠菌，就必须和宝宝一起治疗，才不会一直交叉感染。

03 咽炎与扁桃体炎

我们常说喉咙痛，但这里说的喉咙，指的是解剖学构造上的"咽"这个部位。咽是位于鼻子、口腔、和喉头后面的通道，由上而下可再分成鼻咽、口咽和喉咽。喉咽往下分成食道和空气的出入口，这里由会厌负责把关，避免吞咽时食物误入气管。

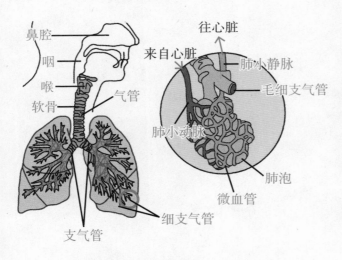

鼻腔
咽
喉
软骨
气管
支气管
细支气管

往心脏
来自心脏
肺小静脉
毛细支气管
肺小动脉
肺泡
微血管

呼吸系统剖面

吸气时，空气由喉头进入，依序经过气管、支气管、毛细支气管（**又称小支气管**），最后抵达肺泡，在这里和微血管进行氧气和二氧化碳的交换，吐气时则反之。

因此，咽炎才是喉咙炎症的正式名称。在一般人认知里，感冒和咽炎几乎是画上等号的。不过感冒时，咽部不一定要有炎症，反过来说，如果咽痛超过两天，常常不是一般感冒，可能是特别喜欢攻击咽部和扁桃体的病原体。

之前我们提过"韦氏环"，在检查咽部的时候，扁桃体、后咽柱、咽后壁都是观察的重点。因此，如果可以的话，尽量让孩子配合医生使用压舌板，病灶才能一览无余。大部分的孩子若只靠自己张开嘴巴或发出"啊"的声音，顶多只能看到软腭及悬雍垂，只有极少数能完整露出扁桃体及咽后壁。

与咽炎相关的疾病里，玫瑰疹的咽部症状很有特色，会出现永山斑，下面就先带大家认识玫瑰疹。

玫瑰疹

病原体	人类疱疹病毒 6 型、7 型
威胁性	高烧，小心热性痉挛，极少数会造成脑炎或脑膜炎
特点	可能会有点感冒症状及轻微腹泻，除发烧以外的症状通常都不太严重
检查方法	通常是为了排除其他疾病，例如尿检排除泌尿道感染
治疗方式	对症治疗
注意事项	退烧后 1 天左右，有四分之三的宝宝会长玫瑰疹

玫瑰疹是种特别的疾病，好发在 6 个月大到 2 岁之间，在出疹

子之前，并不容易诊断出来。会放在这里讨论，是因为在病程中的某几天，紧邻悬雍垂根部两侧的软腭交接处，会红得特别集中，比悬雍垂还要红很多。这最早是由一位日本医生所提出的，并以他的名字命名为永山斑，但后来大家各自的描述都不太一样，大概就是所谓的"只能意会，不能言传"。

研究显示，有四分之一的小孩感染人类疱疹病毒6型之后，并不会出疹子。因此即使看到永山斑，也不一定会出玫瑰疹。医生另一个可以比家属更早知道是玫瑰疹的机会，是看到身上细微的疹子。一开始的疹子非常小，就像用红色圆珠笔轻轻在皮肤上点一下而已，因此要很注意看才看得出来。医生因为有怀疑，所以会看得特别仔细。

常有人问，为什么会长第二次玫瑰疹呢？一个原因是其中一次并不是真的玫瑰疹，有时候只是自己觉得像，但没有让医生确诊。另一个原因，是先后感染了人类疱疹病毒6型和7型，这两种病毒都会造成玫瑰疹。玫瑰疹除了颜色像玫瑰之外，几颗疹子互相交叠在一起，也像玫瑰花瓣。总之，疹子长出来后，医生和父母都能松一口气了！

下面要另外介绍三种可能会在扁桃体看到渗出物的病毒及细菌，因为同一个病在不同时期会有不同的变化，有时候看病的时机也会影响疾病的诊断。

一、腺病毒

病原体	腺病毒
威胁性	可能高烧5~7天
特点	会通过游泳池的水传染，有些会合并结膜红、扁桃体白色渗出物等症状
检查方法	咽部病毒培养，但通常不需要
治疗方式	针对症状治疗，尤其是退烧
注意事项	少数有肺炎、脑炎的并发症

腺病毒也可同时造成结膜炎，又称咽结膜热，常是用来诊断的依据。但如果眼睛比咽部还要严重的话，建议同时看眼科，因为有些腺病毒更加针对眼睛，会造成严重的流行性角膜结膜炎。腺病毒偶尔也会造成类似咽峡炎的溃疡，除非做病毒培养，否则光看溃疡的部分，很难断定是由谁引起的。

腺病毒感染常发烧很久，有时候连最后一次发烧都还是烧到很高，要注意两次发烧中间的活动力是否正常，以及呼吸是否受到影响，因为少数腺病毒可能造成肺炎或脑炎。

二、EB病毒（Epstein-Barr 病毒，又称为人类疱疹病毒 4 型）

病原体	Epstein-Barr 病毒，简称 EB 病毒
威胁性	噬血细胞综合征，罕见但可能致命
特点	发烧天数长，扁桃体厚重分泌物、疲倦、红疹、颈部淋巴结肿大、肝脾肿大
检查方法	初步从白细胞分类判断，进一步用免疫球蛋白 IgM、IgG、抗原来确认
治疗方式	对症治疗，必要时使用糖皮质激素
注意事项	注意呼吸是否畅通、身体有无不明原因出血点或瘀青

EB 病毒主要通过口水传染，在国外又称为"亲吻病"。发病以 15~30 岁多见，6 岁以下多呈不显性感染。一旦形成感染性单核细胞增多症，扁桃体就会特别肿大，严重者甚至会影响呼吸的顺畅。

扁桃体的渗出物可以多到几乎要盖满，而且是厚厚的一层，若在这个时候检查咽部，就很容易诊断出来，但若等这些渗出物慢慢散开来，样子就不容易和其他疾病区分了。

有些人在患病初期，眼睛周围会浮肿，这可当作诊断的参考。在上腭的口腔黏膜，也可能出现连成片状的出血点。在后期，则可能在皮肤出现红疹。严重的 EB 病毒感染，会高烧不退、肝功能指数上升、肝脾肿大等。最危险的是噬血细胞综合征，组织细胞会吞噬掉自己的红细胞、白细胞、血小板，造成贫血、血小板过低等。

三、A 族链球菌

病原体	A 族链球菌
威胁性	可能有心脏和肾脏的并发症
特点	软腭上有出血点、颈部淋巴结肿大、猩红热，好发于冬天和春天
检查方法	快速抗原检查较快、咽拭子细菌培养较准
治疗方式	须用 10 天抗生素治疗
注意事项	抗生素治疗 1 周后才可以上学

　　A 族链球菌的主要威胁并不在咽喉，因为它所造成的咽喉炎，就算不用抗生素治疗也会自己好，只是比较慢而已。要注意的反而是并发症，其中以风湿热最有名，目前风湿热仍是儿童获得性心脏病最重要的病因之一。预防风湿热最好的方法，是完成 10 天的抗生素疗程。

　　另一个比较常见的并发症是肾小球肾炎，就算用了抗生素，肾小球肾炎还是有可能在咽喉炎的 1~2 周后发生。症状包括血尿、少尿、水肿、血压升高等。所幸经过适当治疗后，大多数在两个月内可康复。但是接下来两年内，显微镜检查仍可在尿液中看到过多的红细胞。

04 哮吼综合征与急性毛细支气管炎

看诊的过程中，如果少了听诊的步骤，就不算完整的儿科身体检查。接下来要讨论的是和听诊有关的疾病，包括可能听到喘鸣音的哮吼综合征，还有可能听到湿啰音的毛细支气管炎。这些声音都要用听诊器才能在初期就听得清楚，否则一开始的表现可能和感冒无异。不管在任何时候，如果有呼吸急促、鼻翼扇动（吸气时鼻孔扩大）、胸骨上凹陷、肋间凹陷、胸骨下凹陷、肋下凹陷、发绀（唇色发紫）等呼吸窘迫的情形，都要赶快到医院就医。

哮吼综合征

病原体	副流感病毒约占四分之三，其他为流感病毒、腺病毒、呼吸道合胞病毒等
威胁性	气道阻塞导致呼吸困难
特点	犬吠样咳嗽
检查方法	要排除其他更严重的疾病时，才需要胸部X线检查
治疗方式	较严重者使用糖皮质激素或肾上腺素，必要时住院治疗
注意事项	要和进展较快的急性会厌炎作区别

哮吼综合征常见于 1~2 岁之间的幼儿，新生儿极少发病。哮吼综合征一年四季都会有，秋末冬初是发病的高峰期，而春末夏初也可能出现一个小波段。症状一开始像感冒，过了 1~3 天后，才出现典型犬吠样咳嗽声，在夜间最为严重，若是哭闹也会让症状加剧。咳嗽声音像犬吠，是因为声带炎症让通过声带的气流阻力变大，所以咳嗽时会发出洪亮的声音。常常患者还在候诊区等待，一咳嗽，诊间的医生听到的同时就完成诊断了。较轻微的病童，也可能只以声音沙哑来表现；较严重的病童，则可在吸气时，不用听诊器就听得到喘鸣音。

治疗上，症状较轻微的患者，只需对症治疗即可。较严重的，可在门诊使用糖皮质激素治疗，以口服、静脉注射或吸入的方式给予；在急诊可吸入雾化后的肾上腺素，每间隔 20 分钟可再重复使用多次，用完要密切观察 2~3 小时。使用糖皮质激素之后，咳嗽的声音会比较松一点，咳嗽次数也会减少，药效持续约 1 天。哮吼综合征本身即有轻微复发的特性，在药效过后症状可能会重现，但不会像一开始那么严重，整个病情约在一个礼拜之内结束。

要额外提醒的是急性会厌炎，和哮吼综合征一样属于"急性感染性上气道阻塞"，但比哮吼综合征严重多了。急性会厌炎是医疗上的急症，必须立即到医院治疗，使用抗生素，并用插管或气切等方式建立人工的呼吸通道，否则很快就会进展到呼吸道阻塞。患者典型的姿势是张嘴呼吸、下巴上抬、坐着身体前倾、并用双手协助支撑上半身的重量。患者因为吞咽困难，会一直流口水。最常见的致病菌是 b 型流感嗜血杆菌，在欧美国家，针对该病原菌研发疫苗后，由 b 型流感嗜血杆菌导致的急性会厌炎的数量已逐渐减少。

急性毛细支气管炎

病原体	呼吸道合胞病毒占了半数以上，还有副流感病毒、腺病毒等
威胁性	喘憋、低氧血症、呼吸暂停
特点	好发于婴幼儿，鼻水多、痰液多
检查方法	临床诊断为主，住院患者可进行痰液的呼吸道合胞病毒抗原检测
治疗方式	支持疗法，吸氧，拒绝进食时可给予肠外营养支持
注意事项	注意胸骨上凹陷、肋间凹陷、肋下凹陷等现象，代表呼吸非常费力

急性毛细支气管炎常见于 2 岁以下的婴幼儿。婴幼儿毛细支气管的管径本来就比大人小，因此只要稍微一点水肿或堆积黏液，气流就会增加许多阻力。毛细支气管的管径在吐气时会进一步压缩，因此容易在吐气时塌陷，造成气吐不出去，但吸气时空气仍然进得来，肺部就像是不断在充气的气球一样，被吹得饱饱的。等到毛细支气管进展到完全阻塞时，空气出不去也进不来，而等到这些气体陆续被肺部吸收后，反而造成肺部塌陷。

家属的主诉是咳嗽很严重、痰多、打喷嚏、一直流鼻水、发烧等。如果呼吸频率开始加快而且变得费力，甚至会影响进食。大多数急性毛细支气管炎的宝宝都可以在家照顾，只是病程较久，可能会拖到两个礼拜。如果是喘得厉害或进食不佳的宝宝，可以住院吸氧，让护士帮忙抽痰，先让呼吸不那么费力，才能好好进食。

在家要不要帮急性毛细支气管炎的宝宝拍痰呢？在住院时大多会拍痰，但也有研究质疑拍痰的实质效果。折中的建议是可以拍，但是如果小孩边拍边哭，越哭就会越不舒服，那就不如不要拍，或者请专业的人来执行，才能利大于弊。

拍痰要选在两餐中间，太接近进食的时间可能会吐，一次约拍15分钟左右。最基础的拍痰动作，是让宝宝趴在枕头上，枕头放在床上或大人的大腿上。大人将手掌拱起，掌心包覆着空气，拍在宝宝两侧肩胛骨连线的中间。手掌拱起拍痰一般不会痛，震动的效果也比较好，如不确定自己的动作是否正确，也可以用大小适中的"拍痰杯"，避免引起疼痛。完整的拍痰动作还包括各个肺叶的姿势引流，一般只有医护人员才能做得到。拍痰拍得好，其实也有安抚的作用，有的宝宝还会舒

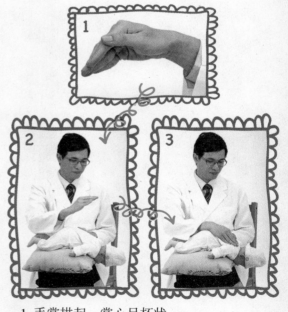

1. 手掌拱起，掌心呈杯状
2. 瞄准背后中线位置拍痰
3. 力道能达震动效果即可

服到睡着呢！

　　预防急性毛细支气管炎，可以从出生前就做起。例如怀孕的时候不要抽烟、出生后哺喂母乳、平常不要到人多嘈杂的环境、尽量不要和生病的人接触等。有时同一种病毒，感染大人也许只是造成小感冒，但传染给孩子就可能变得非常严重，所以要特别小心。像是呼吸道合胞病毒，除了经由飞沫传染之外，也可以在人的手上存活半个小时，再通过接触传染。因此就算自己没生病，回家后还是记得要先彻底洗手再跟宝宝玩哦！

05 急性支气管炎与肺炎

介绍完主要好发于 2 岁以下的哮吼综合征和急性毛细支气管炎之后，接着我们来看在 2 岁前后都会造成严重咳嗽的疾病。第一是以病毒感染为主的急性支气管炎，第二是病毒、细菌和真菌都可能引发的肺炎，这些疾病一定就要用抗生素吗？有黄色的痰就代表是细菌感染吗？让我们一起来解答吧。

急性支气管炎

病原体	通常为病毒所引起，例如流感病毒
威胁性	本身为自限性疾病，重点在于与其他疾病作区分，尤其是肺炎
特点	以咳嗽为主要症状，常在感冒之后发生
检查方法	双肺呼吸音粗糙，可有不固定的、散在干湿啰音
治疗方式	适度的对症治疗
注意事项	勿使用镇咳药，以免抑制咳嗽反射，影响黏痰咳出

典型的小儿急性支气管炎，是从感冒症状开始，3~4 天后开始咳嗽，接着痰慢慢变多。如果小朋友不会咳痰，而把痰吞进胃里，可能会引发呕吐。大一点的孩子可能会觉得胸痛，尤其是在咳嗽的时候特别明显。这时候若出现黄痰，代表白细胞已经抵达前线作战，不一定是有细菌才会出现这样的颜色，不要单凭出现黄痰就使用抗生素。约 1 周后，痰慢慢变淡，咳嗽也渐渐改善，病程总共约 2 周，较少超过 3 周。

肺炎

病原体	病毒、细菌、真菌等
威胁性	低氧血症、肺脓肿、胸腔积液、脓胸
特点	呼吸喘、严重咳、发高烧
检查方法	胸部 X 线检查及其他针对病原体的检查
治疗方式	细菌性肺炎须使用抗生素，较严重的真菌性肺炎也建议使用抗生素
注意事项	婴幼儿症状不典型，下叶肺炎也可能以腹痛表现

病毒性肺炎好发于 2~3 岁之间，以流感病毒和呼吸道合胞病毒最常见，另外还有副流感病毒和腺病毒等。前几天可能只像一般的感冒，但一旦进展成病毒性肺炎后，呼吸道受影响的范围就变得十分广泛，而且呼吸道上皮会遭到破坏，不仅可能导致血氧浓度降

低，也塑造了有利于细菌生长的环境。以致在病毒性肺炎的患者当中，有将近三成会合并细菌感染。

细菌性肺炎的元凶，可能原本就驻扎在呼吸道，再趁乱蔓延到肺部，也可能是经由血液直接抵达肺部。细菌通常会集中侵犯某一肺叶，在胸部 X 线片上，有时可看到受感染的肺叶与未受感染的肺叶之间清楚的界线。细菌性肺炎会有强烈畏寒和随之而来的高烧，大一点的小孩可能会抱怨胸痛，尤其是在咳嗽的时候。细菌若侵犯肺下叶，也可能以腹痛来表现。婴幼儿除了呼吸费力之外，也可能有肠胃不适或腹胀。相关并发症有肺脓肿、胸腔积液、脓胸等。

在肺炎链球菌的疫苗普及之后，儿童细菌性肺炎发生率大大降低。但细菌也不是省油的灯，在 7 价疫苗的时代，虽然这 7 种血清型的肺炎链球菌减少许多，但这 7 种以外的血清型，例如 19A，反而在这场疫苗与细菌的战役中悄悄崛起。只好赶紧再研发 10 价、13 价的疫苗来应对，填补这些漏洞。

真菌性肺炎可能像细菌性肺炎一样来势汹汹，也可能以久咳不愈来表现。一般门诊患者不必抽血检查，严重到要住院的患者，有时要抽两次血才能确定诊断。真菌性肺炎有一个很特别的地方，胸部 X 线片的表现常常和听诊所预期的结果不一样，这个特点可以用来当作诊断真菌感染的依据之一。在使用适当的抗生素之后，病情常有戏剧化的改善。

介绍完这三种类型的肺炎之后，我们再回到一开始的诊断上，其实并不是那么容易一下子就和其他呼吸道疾病区分。在高度怀疑是肺炎时，第一步可以做的是胸部 X 线检查，若是大叶性肺炎以上的严重度就很容易判读。若只是接近支气管肺炎的等级，要同时考虑临床症状是否相符，不能光靠一张胸片就判断是不是肺炎。

很少患者在症状一出现时就已经是肺炎了。如果是第一天发烧或咳嗽，除非用听诊器听到明显的呼吸音异常，否则没必要急着拍胸片。曾在急诊遇到一个刚发病的小孩，因为听到不该在肺部周围出现的支气管音，拍胸片后发现肺部有实质化的病变。但是像这样的案例并不多，而且也不排除已经发病一阵子了，只是现在才引起家长的注意。

哪些患者应该住院呢？6 个月以下的婴儿、不只侵犯一个肺叶、中度以上的呼吸窘迫、脱水、需要使用氧气、没办法吃口服药、门诊治疗无效等，这些情况都会建议住院。在门诊治疗的患者，返家后则要随时注意病情是否恶化。目前可用来预防肺炎的疫苗，包括肺炎链球菌疫苗、流感疫苗和包含 b 型流感嗜血杆菌的五合一疫苗。肺炎链球菌疫苗建议满 2 个月后就可以开始打，因为越小的小孩越需要保护。

06 急性细菌性鼻窦炎

鼻窦黏膜和鼻腔黏膜是相连在一起的，空气也相通。感冒时如果并发肺炎链球菌、流感嗜血杆菌、卡他莫拉菌等细菌的感染，就可能引发急性细菌性鼻窦炎。鼻窦炎的发生率常被高估，也常被低估。高估的情形是一有黄鼻涕就诊断是鼻窦炎，但其实黄鼻涕也可能是感冒后期的自然现象之一。被低估的原因是鼻窦炎并不像中耳炎或咽喉炎一样，用看的就看得出来，要详细询问病史，尤其是注意症状出现的先后顺序，才能揪出这个毛病。

鼻窦炎

病原体	肺炎链球菌、流感嗜血杆菌、卡他莫拉菌，病毒也会引起
威胁性	细菌可能扩散到眼窝或颅内
特点	像感冒症状一直没好，或感冒快好了又突然变严重，也可能突然发高烧
检查方法	病史和身体检查为主，X线片不能分辨是细菌或病毒引起
治疗方式	视情况选择观察3天，或用抗生素治疗10天
注意事项	黄鼻涕不一定是鼻窦炎，不要一出现黄鼻涕就吃抗生素

鼻窦炎不只有一种类型，依照美国儿科学会于 2013 年发表的《急性细菌性鼻窦炎的诊断和管理指南》，1~18 岁未成年人的鼻窦炎依照临床表现可分成下列三型：

- **夜长梦多型**：鼻水、鼻涕、日间的咳嗽，超过 10 天未改善。
- **卷土重来型**：感冒症状稍微好转后，原有的症状又再度恶化，或者出现本来没有的症状，例如鼻水或鼻涕、日间咳嗽、发烧。
- **来势汹汹型**：黄绿脓鼻涕连续出现 3 天以上，再加上 39℃ 以上的高烧。

符合这三种类型的症状时，还是要经过医生检查，才能确定是鼻窦炎。例如夜长梦多型也可能是过敏性鼻炎或哮喘；卷土重来型也可能是再度感冒或有支气管炎、肺炎等其他的感冒并发症；来势汹汹型也可能是感冒快好时，又得了流感或有中耳炎等并发症。介绍这三种分类，是希望大家不要因为出现黄鼻涕就诊断为鼻窦炎，如果哪一型都不像，很可能只是感冒后期的症状而已。

儿童跟成人比起来，一般不会因为鼻窦炎而喊头痛或脸部疼痛。可以轻轻按压孩子的前额或颧骨，如果额窦或上颌窦有炎症，可能就会有痛的感觉。但是这样的检查，考量到儿童的表达能力，并不一定全然可信，当左右两边只有一边痛，或是治疗前痛、治疗后不痛的时候，较具有参考价值。至于影像学检查，因为一般感冒在 X 线片上也可能出现异常，因此只有在怀疑鼻窦炎扩散到眼窝或颅内时，才须注射显影剂作断层扫描或核磁共振来进一步确认。

在治疗上，夜长梦多型的患者不一定要使用抗生素，可以选择先对症治疗 3 天。如果 3 天后症状还是没有缓解，再考虑使用抗生素。卷土重来型和来势汹汹型，则建议一开始就先用抗生素治疗，儿童至少要治疗 10 天。抗生素的治疗效果通常在 3 天内显现，如果超过 3 天未改善，则要考虑更换药物。扩散到眼窝或颅内的情形比较少见，但任何时候的急剧恶化，都要特别小心。

07 急性中耳炎

在小儿急诊室，半夜常遇到耳朵突然剧痛的孩子被爸妈带来，这种情况八九不离十，通常是急性中耳炎引起的。拿起耳镜检查，往往可以看到被米黄色液体撑起的肿胀鼓膜，外加蔓延在上面的鲜红色血管，急性中耳炎的诊断到这里就可以确立了。我们常说患者是医生最好的老师，急性中耳炎的图像就这样一次又一次烙印在儿科医生的脑海里了。

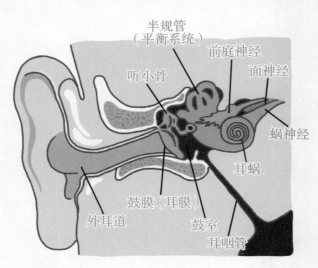

耳朵的构造图

中耳炎

病原体	肺炎链球菌、流感嗜血杆菌、卡他莫拉菌等，病毒站在辅助的角色
威胁性	听力丧失、乳突炎、胆脂瘤
特点	耳痛，常发生在半夜
检查方法	用耳镜检查
治疗方式	视情况用抗生素治疗
注意事项	婴幼儿不会喊痛，可能会以躁动、吃不好、睡不好、拉耳朵、不明原因发烧来表现

中耳炎大多发生在感冒之后，会突然耳痛、发烧、耳胀或听力减退。婴幼儿因为还不太会表达耳朵痛或胀的感觉，可能以躁动、吃不好、睡不好、拉耳朵来表现。中耳炎在形态上可分两种，一种是化脓性中耳炎，又分急性化脓性中耳炎和慢性化脓性中耳炎，另一种是分泌性中耳炎，两者共同点是都有中耳积液。

两岁以前是中耳炎的高危险群，一直到学龄前都还不少见。原因是婴幼儿不会刻意用吞口水等动作去收缩腭帆张肌来打开耳咽管开口，加上常感冒、腺样体容易肥大，因此耳咽管的开口容易阻塞。中耳的鼓室一旦少了耳咽管适度地与外界换气，会渐渐充满积液。而且婴幼儿时期的耳咽管较短，也较为水平，因此细菌容易从鼻腔经过耳咽管进入中耳，造成中耳炎。年龄越小得过中耳炎的小朋友，以后也越容易再复发。

如果是单纯的鼓膜红，不一定就是细菌造成的中耳炎，可能只是较为充血，或是哭闹所造成。急性中耳炎使用抗生素的对象，视年龄和严重度而定，6个月以下有怀疑就可用；6个月到2岁之间，确诊就要用；2岁以上较严重的要立即用，较轻微的可以过几天再追踪。要注意的是并发症，例如乳突炎、自外耳道长进中耳的胆脂瘤等，也有可能会影响到脑部。

目前因为细菌抗药性严重，所以常需要用到高剂量的抗生素，或是加上不怕细菌抗药性的成分，或是改用第二线以上的抗生素。一般抗生素疗程为10天以上，例外的情况是年龄较大、症状较轻微且改善较快的患者，疗程可以缩短至3~5天，因为他们可能本来就不需要抗生素。

如果抗生素效果不明显、严重疼痛或是有并发症等，可请耳鼻喉科医生执行鼓膜穿刺或切开术，让脓排出。若中耳炎反复发作，亦可同时放置通气管以提供换气的功能。通气管可预防中耳炎，若不幸中耳炎再度发作，也可以用来排脓，或者提供一个管道可以直接用耳滴剂来做局部的治疗。

相反的，大部分的中耳炎合并积液不必使用抗生素治疗，但还是要持续追踪。积液可能持续很久，若超过3个月，建议检查听力受影响的程度。听力受损可能会影响语言的学习，此时也可考虑置放通气管以协助复原。

要如何避免中耳炎呢？哺育母乳、打肺炎链球菌疫苗、打流感疫苗，都是好方法。而且要避免二手烟，等孩子大一点再送托儿所，尽量少参加太多小朋友的聚会。做好感冒的预防，也可以同时减少发生中耳炎的机会。治疗上则要和医生密切配合，才能将中耳炎对中耳和内耳的伤害降到最低。

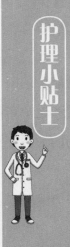

护理小贴士

中耳炎的护理要点

1. 教孩子拧鼻涕时，一次拧一边的鼻孔。

2. 耐心配合检查和治疗，遵守医嘱，定时服药。随时观察孩子的病情变化，若出现高烧不退、意识不清等情况，立即回医院复诊。

3. 让孩子在家里吸一些热蒸汽可以缓解鼓膜肿胀，也有助于分泌物流出。

4. 如为鼻子过敏引起，就要积极治疗、控制病情，避免中耳反复感染。

5. 如果正在进行手术治疗，应尽量避免不干净的水进到耳朵里。

08 胃肠型感冒
还是病毒性胃肠炎

大家常常说："我得了胃肠型感冒。"到底有没有胃肠型感冒呢？其实胃肠型感冒不是很正式的医学用语，只是用来形容患者同时有呼吸道和胃肠道的症状，对医生来说，是很笼统的一个诊断。有一阵子很想改掉大家这个用语，结果家属还是常常在一开始就问说，这次是不是胃肠型感冒。或是在我很认真地说出，这是"感冒合并胃肠道症状"后，半信半疑地问说："那，这样是不是胃肠型感冒？"

我想，如果再坚持说没有胃肠型感冒，家属心里可能会纳闷，这个医生怎么连胃肠型感冒都不会诊断？所以后来决定和这个名词和平相处，视情况再帮患者加上适当注解，让医患之间的沟通更顺畅。举例来说，当家属担心小孩感冒拉肚子，是不是有什么大病时，如果回答："是胃肠型感冒。"家属就放心多了，比任何解释都还要有效。话说回来，很多事情都是约定俗成，也许哪一天胃肠型感冒变成正式医学用语也说不定！在这里将胃肠型感冒分成三型，这样大家听起来才易懂。

胃肠型感冒Ａ型（呼吸道感染加上胃肠症状）

病毒造成的呼吸道感染，常会合并一些胃肠道的症状，其实并不奇怪。以流感为例，有二分之一的人会拉肚子，也有四分之一的人会吐。如果只是拉1~2次，而且不是大量的水便，通常没什么大碍。这时候的吐也可能是剧烈咳嗽所造成的，因为咳嗽的时候肚子也会用力。还不会吐痰的婴幼儿，痰只能往肚子里吞，吐的时候再一起跟着吐出来。

胃肠型感冒Ｂ型（胃肠炎加上呼吸道症状）

病原体	轮状病毒
威胁性	水泻严重者可能导致脱水
特点	有20%~40%患者在腹泻前会有咳嗽或流鼻涕的前驱症状
检查方法	住院患者可检查粪便中的轮状病毒抗原
治疗方式	补充水分及电解质
注意事项	有口服疫苗可预防

最有名的例子是轮状病毒，会先有感冒的前驱症状，再来才是拉肚子。这其实不难理解，因为病从口入，鼻腔和口腔先遭遇病毒，再来才是胃肠道。

轮状病毒好发于秋、冬季，6个月大到3岁之间的婴幼儿是高危险群，6个月大以内的婴儿有来自母亲的抗体可以保护，除非是遇到新型的轮状病毒才容易染病，而到5岁之后，大部分的小孩都已得过并产生抗体，因此较不容易感染轮状病毒。轮状病毒的潜伏期一般小于 48 小时，前 2 天会发烧或呕吐，有 20%～40% 患者会咳嗽或流鼻涕，接着有频繁的水泻，可长达一周，严重者可能导致脱水，尤其是婴儿要特别注意。

胃肠型感冒乙型（病毒性胃肠炎）

病原体	诺沃克病毒
威胁性	呕吐严重可能造成脱水
特点	潜伏期短，约 12 小时
检查方法	一般少做，方法有逆转录聚合酶链式反应、血清学检验等
治疗方式	止吐，必要时打止吐针以减缓不适
注意事项	大人也可能被传染，照顾病童要小心

病毒性胃肠炎跟感冒一样会传染，传染途径常是因为吃下污染到病毒的食物，很多时候都被当作吃坏肚子或吃到不干净的东西，其实这不干净的东西指的就是病毒。

其中最具代表性的是诺沃克病毒，好发于冬季，只要 10 个病毒就足以致病，因此常爆发大规模感染，连大人也不能幸免。因为潜伏期短至 12 小时，常被误认为是食物中毒。一开始会强烈呕吐，接着可能腹泻，病程 1～3 天，通常吐会比腹泻还厉害。较轻微的患者也可能只感到肚子痛或不舒服而已。其他会造成病毒性胃肠炎的病毒还有星状病毒、腺病毒 40 和 41 型、埃可病毒等。

相信经过上面这样的说明，大家一定更了解胃肠型感冒了吧？其实不管名字怎么叫，最重要的是注意不要脱水，还有适度给予对症治疗。脱水的症状包括尿液减少、口干舌燥、一直口渴想喝水等。轻度以上的脱水可以补充口服电解质液，它是针对腹泻所设计，即使在肠黏膜受损的情况下，也能达到补充水分和电解质的效果，而且不会加重腹泻。重度的脱水，例如尿液极少、精神很差、甚至连喝水的力气都没有，就必须打点滴了。

切记，运动饮料不能用来代替口服电解质液，因为它的电解质浓度不到口服电解质液的一半，因此在身体脱水的情况下，补充电解质的效果差，而且含有过高的糖分，还可能加重腹泻。有人将运动饮料先稀释一半再喝，想借此降低糖分的浓度，但这样一来电解质的浓度就更低了。因此不管稀不稀释，运动饮料都不是矫正脱水的最好选择。

胃肠炎要喝运动饮料的说法，之所以会一直流传下去，是因为大部分的腹泻都还不到真正脱水的地步，肠黏膜受损也不严重，所以在饮食上本来就没有太大的限制。但若在较为严重的病例，运动饮料就力所不及了。一般在胃肠炎时，医生会建议清淡饮食，吃稀饭或喝米汤，再配上小咸菜，同时补充水分、电解质和碳水化合物，也要避免太油或太甜的食物。

最后提醒大家，千万别真的问您的看诊医生说："这样是不是胃肠型感冒 A 型？"除非医生也看过这本书，否则听完可能会丈二和尚摸不着头脑，心想："什么时候又来了个胃肠型感冒 A 型啊？"

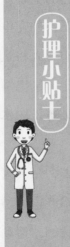

胃肠型感冒护理要点

护理小贴士

1. 注意补充水分，由于患者多次腹泻，体内会丢失较多的水分和电解质，应让孩子少量多次饮水，最好喝些少油腻带咸味的汤。

2. 吃清淡、易消化的食物，忌食辛辣、冷饮、油腻、油炸食品。

3. 患病期间孩子食欲减退是正常反应，妈妈不要着急，更不要强迫孩子进食，给孩子的胃肠道一个休息时间，会有利于身体尽快康复。

4. 孩子如果呕吐，妈妈不要慌乱，让孩子取侧卧位，较大的孩子可采取俯卧位，这样有利于呕吐物流出，保持气道通畅，避免呕吐物吸入气管，引起窒息危及生命。

09 细菌性胃肠炎

细菌性胃肠炎和病毒性胃肠炎不一样，几乎不会引起呼吸道的症状，除了发烧、腹泻、呕吐之外，还会有血便及黏液便，这些在病毒性胃肠炎则比较少见。可以从大便的性质初步判断是病毒还是细菌感染引起的，因为口述常常有落差，可以在家先用相机或手机拍摄，或直接携带宝宝腹泻过的尿布到诊间，方便医生观察甚至闻味道，医生一般不会排斥，只要小心不要污染到诊间环境即可。

细菌性胃肠炎主要经由饮食传染，大多好发于夏天，因为天气炎热，食物容易腐败，细菌也容易滋生，包括沙门氏菌、志贺氏菌等。空肠弯曲菌则比较特别，在南方冬天比夏天流行，也会造成头痛和肌肉酸痛，因此和病毒型感冒不好区分。肠道出血性大肠杆菌虽然很少出现，但死亡率高，德国曾在 2011 年因为生豆芽的污染而爆发大流行，因此还是要随时提高警觉。

沙门氏菌胃肠炎也是比较常见的细菌性胃肠炎，细菌可能存在鸡蛋、鸡肉、牛奶、豆芽等食物当中。婴幼儿的胃酸较弱，只要少数的沙门氏菌就会感染，因此要特别注意卫生与消毒。成人较不易染病，是因为胃酸可以杀死大部分的沙门氏菌，要超过百万只甚至上亿只的"菌"海战术才能突破胃酸的封锁，抵达肠道造成疾病。

如果是轻症的患者，使用抗生素反而会让病程拖延更久，因此抗生素选择使用在 3 个月大以内、高烧超过 3 天、炎症指数过高或是怀疑有肠道外并发症的患者，例如败血症、脑膜炎或骨髓炎。下面的表格让大家更明了这几种细菌的区别。

病原体	沙门氏菌
威胁性	可导致败血症、脑膜炎或骨髓炎
特点	细菌容易跑到血液里流窜，约占5%的患者
检查方法	粪便的细菌培养，住院患者可作血液的细菌培养
治疗方式	较为严重的患者需使用抗生素
注意事项	轻症患者使用抗生素反而会拖长病程

病原体	志贺氏菌
威胁性	较容易有神经症状，例如痉挛、嗜睡、头痛、幻觉
特点	兵强马壮，只要10个细菌就能攻陷肠道，引起杆菌性痢疾
检查方法	细菌培养
治疗方式	一发现就应使用抗生素，可以改善病情，也避免细菌继续散播出去
注意事项	会经由带菌者的粪便传播，若污染地下水源，恐爆发大规模感染

病原体	空肠弯曲菌
威胁性	腹泻缓解后，肚脐周围还是有可能绞痛，甚至痛到像肠套叠或阑尾炎那么严重
特点	人畜共患、在南方冬天比夏天好发
检查方法	细菌培养
治疗方式	高烧、血便、腹泻严重者可用抗生素治疗
注意事项	预防感染，要避免生水或生食的污染、勿接触带菌的猫狗

病原体	出血性大肠杆菌
威胁性	可爆发大流行，死亡率 3%～5%
特点	可导致溶血尿毒综合征
检查方法	细菌培养
治疗方式	抗生素治疗，要注意可能有抗药性
注意事项	可由动物或人直接传给人，也可通过食物或水间接传给人

细菌性胃肠炎比病毒性胃肠炎更加棘手，病毒性胃肠炎通常只要注意水分或电解质的补充即可，细菌性胃肠炎则还要适时使用抗生素。所幸细菌性胃肠炎比病毒性胃肠炎更容易预防，下列提供大家预防细菌性胃肠炎的 7 个重要观念，也希望大家时时保持警觉，以避免细菌性胃肠炎对儿童的威胁：

①婴儿哺育母乳，可以减少冲泡配方奶过程中可能的污染，而且母乳本身就可对抗一些细菌。

②幼儿勿将生鸡蛋当成玩具，就算是洗过的鸡蛋也不能保证无菌。

③拿食物之前一定要先用肥皂洗手。

④水要煮沸以后才能喝，旅游时可携带瓶装水，千万不要喝生地下水。

⑤勿吃生食，就算是熟食也要尽快吃完，以免细菌滋生。

⑥处理熟食时，应和生食使用不同的刀具及砧板，避免熟食遭到生食污染。

⑦吃益生菌，就像建立肠道的安保系统，让坏菌不容易入侵，在外出旅行时可预防旅行者腹泻。

第3章

小儿常见疾病的
凶手大名

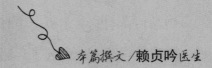

本篇撰文／赖贞吟医生

流感病毒、肺炎链球菌、肠病毒、鼻病毒、冠状病毒等，应该常常让你听得蒙蒙的，到底这些常让小朋友犯病的凶手都是谁，他们又有什么特征呢？

这一篇就是从病原体加以详细介绍，想给父母们一个比较详尽且正确的认识，但是这个用意不在于让父母自行判断小朋友生什么病、自己治疗。详细看下去你就会发现，很多病原体引起的症状都是类似的，这就是为什么医生需要细细诊察的原因。

01 感冒的凶手
浅谈病毒与细菌

从前面的介绍，我们已经了解，大部分的时候，感冒指的是由病毒这个病原体所引起的上呼吸道感染。细菌则常尾随病毒之后侵门踏户，引起鼻窦炎、中耳炎和肺炎，偶尔还会引起严重的感染如脑膜炎与败血症。孙子兵法说"知己知彼，百战不殆"，对病毒和细菌有简单的认识，面对感冒才能战无不胜，攻无不克。

"病毒" —— 缺乏特效药的小坏蛋

病毒是一种非常微小的生物体，约是细菌的百分之一大小，把 100 万只病毒凑起来，也只有一粒米大小。它小到没有办法靠自己的力量传宗接代，必须借住在动物或植物的细胞内才能繁衍下一代。病毒感染人就是为了繁衍后代，但也因此造成我们种种不舒服的症状。

病毒感染引起人体不适的原因主要有两个：

　　其一，当它在我们的细胞里制造子子孙孙后，小小的细胞关不住大量的病毒，病毒破坏细胞往外冲，去感染更多的细胞以繁殖更多的后代。

　　其二，面对病毒攻击，人体不甘示弱地派出身体里的免疫细胞大军来对付病毒，但病毒躲在细胞里，免疫细胞攻击病毒时也不可避免地造成细胞受损。自体免疫系统抵抗外侮的反应是病毒引起人体不舒服的第二种原因。

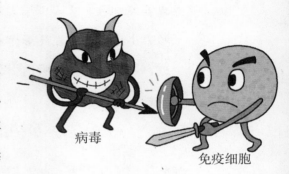

病毒

免疫细胞

　　究竟病毒是如何入侵人体的呢？我们老说感冒是着凉，确实冬天感冒患者也特别多，难道病毒是乘着冷飕飕的北风入侵人体？其实不是！引起感冒的病毒没办法乘风破浪，它最爱的交通工具是呼吸道的分泌物：口水、痰和鼻涕。

　　冬天感冒特别多的原因，是因为多数造成感冒的病毒在寒冷的天气特别活跃。口水、痰和鼻涕的飞行距离可达1米，当感冒的人讲话、咳嗽、打喷嚏，方圆1米内没戴口罩的人都有可能吸入口水、痰和鼻涕的微粒。当这些微粒降落在呼吸道黏膜上，隐身其中的病毒便长驱而入展开攻击，这就是所谓的飞沫传染。注重呼吸道卫生（戴口罩）是防堵飞沫传染最好的方法。口鼻分泌物也有可能在衣服、桌面等地着陆，当我们的手摸到这些被污染的表面，病毒就随之附着在手上，当手去碰触眼、口、鼻等处黏膜，病毒就又逮到机会入侵人体。洗手是预防这种接触传染的不二法门。

病毒体态轻盈，入侵人体大量繁殖后，子子孙孙会在上呼吸道悠游，四处寻找地方开枝散叶。感冒的时候常常一开始先咽喉痛（**病毒现在在咽喉**），隔天出现流鼻水（**病毒子孙跑到鼻子**），再隔一天咳嗽也出现（**连支气管都被攻占**）。有些感冒病毒身手矫健跑得更远，还会侵犯下呼吸道引起细支气管炎以及肺炎。

"细菌"——得小心应付的大鲨鱼

细菌体型比病毒大一些，但也要在显微镜底下才瞧得清楚它的样貌。跟病毒不一样，引起肺炎、中耳炎、鼻窦炎的细菌大多平常就寄居在人类呼吸道的黏膜上，与人体和平共存。当病毒住进人类的细胞套房里繁衍后代，引起所谓的感冒后，本来与我们和平相处的细菌看到被病毒摧残蹂躏过的呼吸道，就像鲨鱼嗅到血腥味，凶性大发，展开攻击，引起继发于感冒的细菌感染。

细菌的传播方式一样是以飞沫和接触为主。不过，它比病毒大而笨重，传染力比较低。即使被传染，细菌一开始也只是寄居在呼吸道黏膜上，不一定致病。我们都听过学校因为肠病毒或流感病毒集体感染停课，但没听过因为一班同时好几个肺炎链球菌肺炎而停课，就是这个道理。也因为细菌比较笨重，所以它致病的范围比较有限，细菌性咽喉炎通常就只有咽喉红、肿、痛，不像病毒造成的感冒同时会引起鼻炎（**鼻塞、流鼻水**）、咽喉炎（**咽喉肿痛**）和气管炎（咳嗽）。

病毒、细菌，超级比一比

看到这里大家会不会觉得可以一次攻击好多地方、传染力又强的病毒比较威猛呢？其实细菌也毫不逊色，因为专注于攻击特定部位，它造成的损害往往更为惊人，例如需要开刀引流的肺脓肿。病毒和细菌在治疗上有很大的不同。

虽然医学进步，但目前抗病毒药很少，在感冒上可以运用的抗病毒药只有达菲，且达菲只对流行性感冒病毒有效。对抗多数感冒病毒的主力依旧是自身的免疫系统，所以感冒时多休息让免疫系统可以发挥良好的功能很重要。

大家耳熟能详的"抗生素"则用来对付细菌，对病毒是没有效的。跟抗病毒的药不一样，对抗细菌的抗生素种类繁多，适当地选择抗生素及其剂量是一门艺术，医生需根据患者本身情况及地区细菌抗药性等来调整。

对抗病毒、细菌，必胜总攻略

对病毒和细菌有初步的了解之后，大家肯定很好奇究竟引起这次感冒、鼻窦炎、中耳炎、肺炎的凶手是哪种该死的病毒或细菌呢？其实除了当场做流感快筛阳性，医生可以给你肯定的答案之外，大多数的答案都是医生根据患者的临床表现、接触史、群聚史以及现下的流行病学等资料抽丝剥茧后推断的。

看到这边，你可能会感到很焦虑，医生看见黑影就开枪，这样的治疗没问题吗？如果去大医院会有先进的检验，是不是更能对症下药呢？请你放轻松，先喝口水、深呼吸，事情没那么严重。

感冒、鼻窦炎、中耳炎、肺炎的治疗分成两个部分，第一个部分是症状治疗，缓解发烧、咳嗽、鼻塞等不适，让病人能好好休息。目前医学还没有进步到针对腺病毒或肺炎链球菌有不同的咳嗽药。第二个部分则是针对病原的治疗，如果是细菌感染就考虑给予适合的抗生素，流感病毒则考虑给达菲。流感病毒以外的病毒没有抗病毒药，要靠我们的免疫系统来对付。医生借助第一部分的治疗让患者可以好好休息进食，免疫系统才能发挥最大的功能。

因为技术上的限制，病毒培养阳性率约 20%，而且从送培养到结果出来，需 5~14 天，知道结果的时候都已经好大半了。若靠培养诊断流感病毒，培养结果出来时，也已经错过给达菲最有效的黄金 48 小时。

抗生素种类繁多，确定哪种细菌感染是不是更能对症下药呢？其实光靠培养也很难确定凶手，因为这些细菌本来就住在我们的呼吸道，培养出来不代表它一定是凶手，可能只是无辜路过刚好被抓到而已。大部分的时候，照顾感冒只要掌握大的治疗方向，知道现在是针对病毒或是细菌就足够了。

想要更上一层楼的请继续往下看，后面章节会针对常见病原体详细介绍，每种病原体都有自己的特征，掌握之后遇到感冒会更得心应手。

02

谁才是感冒病毒

常见的鼻病毒和冠状病毒

当你大喊"林先生"，歌手林志炫、演员林志颖、棒球选手林智胜都会举手，但当你把他们的身份证收来一看，咦，没有人叫"林先生"。相同的，感冒病毒泛指可以引起感冒症状的病毒，当我们大吼"感冒病毒"，鼻病毒、流行性感冒病毒（**流感病毒**）、腺病毒都会抖一下，但翻遍中西方相关教科书，找不到名为感冒病毒的病毒。

就像世界上有成千上万个林先生一样，会引起感冒的病毒也是数以百计。不同病毒引起的感冒临床表现也会相异，下面我们先介绍两个最常见的感冒元凶。

赖厚任 · 小叮咛

预防感冒这样做

① 勤洗手

② 出入人多的场所要戴口罩

③ 保持室内空气流通

④ 饮食均衡，适当运动与休息，提升免疫力

感冒病毒之王 —— 鼻病毒

威胁性	★☆☆☆☆
流行季节	整年，春季、秋季最多
潜伏期	2~3 天
典型症状	咽喉和鼻子的症状为主，1/3 的患者合并咳嗽，几乎不会发烧
诊断	临床判断，病毒培养不易
治疗	支持性疗法
预防	注意呼吸道卫生、勤洗手

　　张小姐早上起床之后就觉得嗓子痒痒怪怪的，内心暗叫不妙，她每次感冒几乎都是从嗓子开始。果不其然，下午在办公室她就开始鼻塞、流鼻水……

　　一般人怎么知道自己感冒了呢？大多数人的回忆都是"嗓子痒痒怪怪的"。这是鼻病毒感染的典型特征。鼻病毒可说是感冒病毒中的最大咖，约有一半的感冒都是它所引起。

　　鼻病毒有超过 100 种血清型，感染后产生的抗体又很不持久，可以年复一年地造成千千万万的感冒。它之所以不出名，是因为引起的症状通常不会太严重。没有机会像 SARS（severe acute respiratory syndrome，重症急性呼吸综合征）病毒、禽流感病毒等会引起重症的病毒一战成名。

　　在 1~3 天的潜伏期过后，感染鼻病毒的人会开始觉得嗓子痒痒不舒服，半天到一天后开始出现鼻塞、流鼻涕、打喷嚏的症状。30%的人还会合并咳嗽及或声音沙哑。发烧很少见，大部分的人7天左右会痊愈，症状严重的时间很短。咳嗽是好得最慢的症状，少部分患者会咳超过2周甚至1个月。

虽然鼻病毒本身引起的症状不严重，但呼吸道黏膜受损后，细菌总是伺机而动，鼻窦炎、中耳炎、肺炎甚至脑膜炎和败血症的阴影依然挥之不去。除了并发细菌感染，鼻病毒感染在有过敏体质的小孩身上也很容易引起哮喘发作。因此，别小看名不见经传的鼻病毒，小感冒也是可以引起大灾难。

小感冒病毒之二 —— 冠状病毒

威胁性	★☆☆☆☆ SARS病毒、中东呼吸综合征病毒★★★★★
流行季节	冬季
潜伏期	2~5天
典型症状	类似鼻病毒，可能合并低烧、头痛、疲倦
诊断	临床判断，病毒培养不易
治疗	支持性疗法
预防	注意呼吸道卫生、勤洗手

冠状病毒？常看医药新闻的人可能会觉得有点似曾相识。没错！2003年造成世界各地多人丧命的SARS和2012年中东多起严

<u>重呼吸综合征都是冠状病毒所引起的。</u>但别急着给全部的冠状病毒贴上"生人勿近"的标签，上面两个令人闻之色变的疾病凶手是冠状病毒中的两粒老鼠屎。大部分冠状病毒引起的症状和鼻病毒很类似。经验中的感冒主要凶手除了鼻病毒就是冠状病毒。相对于鼻病毒，冠状病毒感染较容易合并低烧、头痛和疲倦。

夺命杀手——SARS 和中东呼吸综合征

还是很担心 SARS 和中东呼吸综合征吗？是不是很想在疾病早期揪出这两种坏透了的冠状病毒？别急，前面提过，在感冒初期要诊断出是什么病毒引起的很有难度，更别提要知道是哪种病毒的哪一型。SARS 和中东呼吸综合征发病初期的表现也跟其他冠状病毒无法区分，因此，回到照顾感冒的大前提，小心呼吸急促、精神状态很差这两大危险征兆，如果有这样的征兆一定要尽快就医。

预防感冒全攻略

虽然鼻病毒和冠状病毒引起的症状相对较轻微，但没有人喜欢生病，接下来介绍几点预防感冒的原则。

- 维持手部清洁。勤洗手保健康之外，还要避免用手直接碰触眼睛、鼻子和嘴巴。另外要提醒的是，酒精对某些病毒无效（如腺病毒、引起胃肠炎的轮状病毒和诺沃克病毒），所以尽量使用肥皂洗手。若没办法湿洗手，使用酒精干洗手对大多数病毒和细菌也都有效。

- 出入公共场合或人多拥挤处时戴口罩。
- 保持室内空气流通以降低病毒传播机会。
- 加强自身抵抗力，平时注意饮食均衡、适当运动及休息。

如果不幸感冒了，要注意以下事项，以免传染更多的人：

- 有呼吸道症状时要戴口罩、勤洗手。
- 咳嗽、打喷嚏时最好用手帕等取代手来掩住口鼻。掩嘴咳嗽、打喷嚏后，一定要先洗手再触碰周围环境。
- 尽量在家中休养，不搭乘公共交通工具，不去人多的地方。

03 重感冒病毒之一 流行性感冒病毒 （流感病毒）

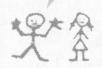

威胁性	★★★☆☆可能并发重症
流行季节	10 月到隔年 3 月
潜伏期	1~4 天
典型症状	发烧、头痛、肌肉酸痛、倦怠
诊断	快速筛检，临床判断，病毒培养
治疗	抗病毒药物达菲，瑞乐沙；支持性疗法
预防	疫苗、注意呼吸道卫生、勤洗手

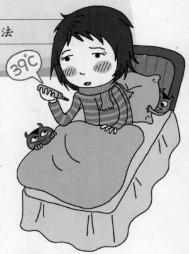

　　小感冒才刚痊愈的张小姐身体又不舒服了。今天凌晨，她因为全身不停地打寒战而惊醒，随手拿起体温计一量，39℃，同时她

觉得头痛欲裂，全身肌肉酸痛。好不容易挨到早上，她打电话去公司请假，去诊所就诊。医生看完诊后问："症状表现很像流行性感冒，你有打疫苗吗？考不考虑做流感快筛？"

介绍了小感冒最常见的元凶鼻病毒和冠状病毒后，接下来我们要切入到重感冒。

小朋友感冒发烧大家都觉得司空见惯，但大人感冒发烧则相对较少。因此在诊间常有成年病人焦虑地问："医生，我以前感冒都不会烧，看一次医生，吃点药 2~3 天症状就好了八成，为什么这次感冒一病就这么严重？烧好几天，人又很累，来看诊好几次都还没好。这就是重感冒吗？我的身体是不是出了什么状况？"

其实感冒的严重程度除了与本身身体状况有关，最重要的决定因子是引起感冒的病原体。通常造成身强体壮的成年人有发烧等严重症状的重感冒病毒主要有两种，流感病毒和腺病毒。这两种病毒会让成人不舒服到无法正常工作，更让小孩持续高烧不退，相当棘手。这篇我们先从流感病毒介绍起。

让人闻风丧胆的流感病毒

被流感病毒感染产生的疾病就是流行性感冒（**流感**）。年年冬天都有流感疫情爆发，因为流感病毒的传染力很强，一人中奖，往往接着全家、全班或整个办公室就开始陆续得流感。这么可怕的对手我们不好好认识它怎么行呢？依生物特性（**抗原性**），流感病毒可以分成甲型流感病毒、乙型流感病毒和丙型流感病毒，其中丙型流感以轻微的上呼吸道感染症状为表现，几乎不会引起流行。依感染对象来分，流感可以分成禽流感病毒、人流感病毒、猪流感病毒等。

甲型流感和乙型流感

甲型流感病毒和乙型流感病毒都会攻击人类引起大流行，自然成为流感疫苗针对的目标。甲型流感和乙型流感在症状上几乎无法区分，发病前3天以发烧、疲倦、头痛、肌肉酸痛为主。高烧可达40℃，整个人像刚跑完马拉松，全身无力合并肌肉酸痛之外，还伴有头痛。在烧退之后，咽痛、咳嗽、鼻塞、鼻涕等症状达到高峰，严重症状持续3~4天后才开始好转。也就是说，得一次流感大概会有一个星期都很难熬，如果又并发细菌感染引起的肺炎、中耳炎、鼻窦炎的话，不舒服的时间就会拉得更长。

虽然症状上无法区分，但在流行病学上甲型和乙型流感大不同。甲型流感病毒是威力强大的变形金刚，基因容易发生变异让免疫系统认不得，又能感染各种动物，可以引起世界性的大流行。甲型流感的世界性大流行会造成部分身强力壮的年轻人重病身亡，杀伤力之强可见一斑。乙型流感病毒变形力较差，只会感染人，通常也只会造成老年人或是某些高危险群（**幼儿，患有心、肺、肾基础疾病，糖尿病，贫血或免疫功能不全者**）的伤亡。

流感容易并发重症

就读初中的陈小弟平常身体很健康，这3天因为感冒在家休息。妈妈觉得他今天不太对劲，除了连续高烧3天之外，呼吸变得很不顺，稍微动一下就喘，因此一早把他带到医院的门诊。门诊的王医生帮他拍了一张胸片，发现双侧肺叶都有肺炎的征象，心率很快。诊间流感快筛结果是甲型流感。

医生判断上面的案例应该是流感并发肺炎和前期败血症，安排从门诊入住重症监护病房。入住重症监护病房后立即给予达菲、抗生素和氧气，但病情急转直下，陈小弟呼吸愈来愈急促，血压如自由落体般快速下降。重症监护病房的医生判断是呼吸衰竭合并败血性休克，立刻插上气管内管接上呼吸机，并给予大剂量的升压剂治疗，但病情还是无法控制，傍晚，医疗团队为陈小弟装上了体外心肺循环系统。

从案例就知道，流感除了会带给病人烧累痛的一周外，还可能并发重症造成伤亡。流感并发重症以肺炎最为常见，可能是病毒本身侵犯肺部或是细菌入侵引起。除了攻击呼吸系统，流感病毒还会侵犯神经系统和心脏，引起脑炎和心肌炎。

细菌也很爱跟着流感病毒的脚步入侵人体，引起败血症等侵袭性细菌感染。上文的陈小弟是我照顾过的真实案例，在送入重症监护病房的隔

流感重症危险征兆
请务必尽快就医

① 呼吸急促或呼吸困难

② 发绀（缺氧、嘴唇发紫或变蓝）

③ 血痰

④ 胸痛

⑤ 意识改变

⑥ 低血压

⑦ 高烧持续 72 小时

天，血液培养长出了肺炎链球菌，确诊是甲型流感合并继发性肺炎链球菌感染引起的肺炎和败血性休克。

在医护人员悉心照料和抗生素的治疗之下，败血性休克改善，但流感病毒和肺炎链球菌联手重伤陈小弟的肺部以致不可恢复，陈小弟最后永远与深爱他的家人分离。

从根本预防流感重症的方法只有一个——"不要得流感！"如果罹患了流感，目前没有已知的方法可以预防引发重症，但若注意几个危险征兆尽快就医，就可以大大降低重症造成伤亡的机会。危险征兆包括呼吸急促、呼吸困难、发绀（缺氧、嘴唇发紫或变蓝）、血痰、胸痛、意识改变、低血压、高烧持续 72 小时等，如果有上述这些症状一定要尽快就医。

令人闻之色变的禽流感

前面提到，甲型流感是可怕的变形金刚，可以感染各种动物。无论是人流感、禽流感、马流感、猪流感，都属于甲型流感。正常的情况下，禽流感病毒只会感染禽类，人流感病毒只会感染人，猪流感病毒只会感染猪。不过，聪明如人类，有时候都会把猩猩、狒狒搞混，低等的病毒自然也会有搞错目标的时候，本来只会感染鸟类的禽流感病毒偶尔认错对象也会感染人。因为人类本来就不会感染禽流感病毒，免疫系统对这种病毒毫无防备，感染后病情特别严重。值得庆幸的是，大部分的情况下，这种误入歧途感染人的禽流感病毒发现自己搞错对象，不会再去感染其他的人。

但凡事都有例外，有些禽流感病毒感染人后发现人肉比较好吃，就调整自己的结构，让自己可以得以感染其他的人，这就是所谓的禽流感人传人。当禽流感可以容易地人传人时，事情就麻烦了，因为大家的免疫系统都没防备，会引起很大的灾情。

需要做快筛吗？

当你在流感流行季节得了感冒，常会面临"快筛做不做"的问题，到底该如何抉择呢？首先我们了解一下快筛到底怎么做。快筛是由医护人员将一根棉棒深入鼻咽部涂抹，采检后用试剂检验，约等候 15 分钟结果出来，可检验你是否得了甲型流感或乙型流感。不过快筛的准确度与病毒量成正比，病毒量愈高愈容易做出阳性的结果。

整体而言，快筛的敏感性为 50%～70%，也就是说当有 100 个流感患者去做快筛，只有 50～70 个人会做出阳性的结果，当你快筛阳性时，你肯定是得了流感，但快筛阴性不保证你得的就不是流感。

那到底做不做呢？我的建议是，如果在发病后两天内，想快速得到诊断时可以做，但要知道即便结果是阴性也不表示一定不是流感。为什么建议在发病两天内做呢？因为此时病毒量较高，快筛结果较准确，且若考虑使用抗流感药物的话，发病后两天内使用效果较佳。临床上会要求要做快筛的主要是学生，学校需要快速掌握疫情考虑是否停课。

还有些要求要做快筛的患者是希望确定自己得流感才考虑使用抗流感药物，抗流感药物的治疗我们下面谈。如果不喜欢快筛时棉棒深入涂擦鼻咽部的不舒服，能够信赖医生的诊断及治疗建议，其实不做快筛也无妨。

需要使用抗流感药物吗？

目前对抗流感的药物主要有两种，口服的达菲（**Tamiflu**）和吸入型的瑞乐沙（**Relenza**）。临床上会开抗流感药物治疗流感的情况主要有两种：一是快筛阳性，二是医生诊断疑似流感病毒感染。第二种情况通常发生在流感流行季，病人有类流感症状的时候。此外，若家中有人得流感，医生也会建议家中其他高危险群（**年长者，幼儿，患有心、肺、肾基础病，糖尿病，贫血或免疫功能不全者**）预防性地使用抗流感药物，以免被感染。

治疗的第一种状况患者吃药通常不会犹豫，第二种情况或是预防性用药，则常会让患者苦恼。下表我们来分析目前研究证实使用药物的利弊得失。

优点　在 48 小时内开始治疗的话，可以缩短病程，同时降低传染力。目前并没有研究证实使用抗流感药物可以减少并发症或降低死亡率。不过，2009 年台湾地区在对抗新型流感时，全面性大量使用达菲，让我们在当次流行的死亡率低于其他地区。由此推论，达菲或许在减少流感重症上有些帮助。

缺点　吸入型的瑞乐沙几乎没有什么副作用，不过使用上比较复杂，5 岁以下小孩不建议使用。口服的达菲主要的副作用是造成肠胃不适。另外，这个药不好吃，儿童没有办法吞服整颗胶囊，必须把胶囊打开服食里面的药粉，小朋友可能会抗拒服药。

综上所言，我建议一定要服药的有下列人群：

- 感染流感易有并发症的高危险群。

- 会接触高危险群的患者，特别是家中有喂药困难的幼

  儿时，服药可以减少传染给他们的机会。

- 需要症状快速痊愈的患者，例如大考前的学生等。

其他的患者可以衡量自身的情况决定是否用药。例如胃肠较敏感或之前口服达菲后很不舒服的患者可选择不服用达菲，由医生评估情况使用其他药物来缓解症状。若决定用药的话，应尽量完成 5 天的疗程。

需要打流感疫苗吗？

　　流感疫苗是预防流感最有效的方式。除非对鸡蛋过敏或之前打疫苗时有严重过敏反应，每个人都应该打。（疫苗制作过程中有使用鸡胚，对鸡蛋有严重过敏反应的人不适合接种流感疫苗。）感染流感容易有并发症的高危险群，一定要打。容易接触高危险群的人，也应该打。特别是家有小于 6 个月宝宝的人，流感疫苗无法接种在宝宝身上，周围的人更应该借自身打疫苗以包围策略来保护他 / 她。

　　在我的看诊经验中，多数人对孕妇和小婴儿打流感疫苗最有疑义。我以自身经验来表达对这件事的专业建议，身为两个小孩的妈，每次怀孕我一定身先士卒，赶第一批打流感疫苗，小孩满 6 个月后也是这样。

流感疫苗什么时候打？

接种时间	每年流感流行季开始前 3 岁以下儿童第一次接种需接种两剂，两剂间隔 1 个月
接种禁忌	发烧或患有急性中重度疾病 对鸡蛋有严重过敏反应 对疫苗成分过敏 过去接种流感疫苗时发生严重不良反应
可能副作用	接种部位疼痛，发烧

流感疫苗每年都要打，因为流感病毒基因会一直产生变异。甲型流感病毒和乙型流感病毒都有许多不同的病毒株。目前没有通杀全部病毒株的流感疫苗，每年世界卫生组织的专家以其专业预测今年可能流行的病毒株后，疫苗厂商再根据世卫组织的建议大量生产疫苗。因为每年的疫苗病毒株都可能不一样，所以每年接种流感疫苗才能得到最佳保护。

感染流感后容易有并发症的高危险群

① 怀孕妇女

② 年纪 65 岁以上的年长者

③ 年纪 5 岁以下的幼儿，尤以 2 岁以下最危险

④ 心、肺、肝、肾疾病患者（如先天性心脏病、慢性肝炎、肾衰竭患者）

⑤ 糖尿病患者

⑥ 血液疾病（如贫血）患者

⑦ 免疫功能不全者

许多人会问，如果连续两年世卫组织建议的病毒株都一样，是不是今年就不用打了呢？非也！流感疫苗接种后 6 个月，保护力就会开始下降，每年按时接种很重要。

别错怪了流感疫苗

我知道新闻或是街坊常有传言，打了流感疫苗会出现流产、死亡等可怕副作用。好像只要打过流感疫苗的人身体出什么问题，就会被联想是否与疫苗相关。其实，绝大多数都跟流感疫苗没有关系，时间上的巧合让我们常错怪了流感疫苗。

在我接受感染科专科训练时，负责收集资料协助专家做判断。为了收集完整的资料，我广读国内外有关流感疫苗不良反应的文献，发现流感疫苗真的常被误会。例如说，很多初期流产的妈妈怀疑流产与接种流感疫苗有关而通报疫苗不良反应，但每次的自然怀孕都有 1/6～1/5 的机会流产。由大规模的调查中发现，当给全部孕妇都接种流感疫苗后整个初期流产的比率并未提高，间接证明了接种疫苗并不会提高流产的机会，是个案造成大家对流感疫苗的误解，也让很多准妈咪因此不敢接种疫苗。

其实孕妇是流感重症高危险群，比多数人更应该接种流感疫苗。另外，新闻媒体在事情尚未被查明前的报导，也很容易引起民众对疫苗不必要的恐慌，很多新闻报道接种流感疫苗后出现的不良反应甚至死亡，在经过仔细的调查后都排除与流感疫苗相关，但并未获得平衡报道。

总而言之，流感疫苗造成严重不良反应的几率很小，比感染流感引发重症的机会还小，除非有上表所列禁忌情况，还是应该年年接种流感疫苗。

Q 现在流行什么？

看诊时，家长常常会问"现在流行什么？"或"这就是现在流行的吗？"虽然是简单的问题，但其实牵涉到复杂的生物统计学，包括疾病发病率、检查的敏感度和特异度、阳性预测值等。用射击游戏来比喻，假设你是百发百中的神枪手，敏感度和特异性就是辨别坏人和好人的准确度。敏感度越高，坏人出现越难逃被打中的命运。特异性越高，好人出现越不容易被误击。发病率则是坏人占所有人数的比例。阳性预测值是每次射击，打中坏人的几率。

假设敏感度和特异性不变，坏人的比例上升（**发病率上升**），那么每次射击打中坏人的几率也会上升（**阳性预测值上升**）。套用在医疗上，如果现在流感正在流行（**发病率上升**），那么医生依照症状诊断为流感疑似病例时，实际上真正感染到流感病毒的几率也上升（**阳性预测值上升**）。家里如果同时有两个以上的流感疑似患者，其中一人的流感快筛是阳性，那么其他人是流感的可能性也上升，就不一定要再做快筛了。因此传染病的流行信息，对医生来说也很重要。

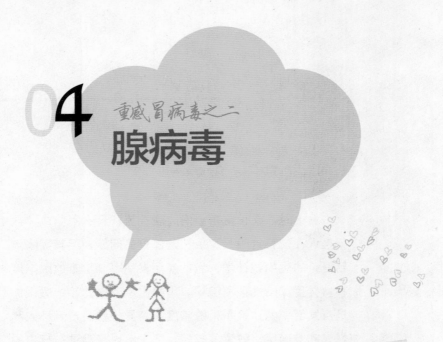

04 重感冒病毒之二
腺病毒

威胁性	★★★☆☆病毒本身可引起重症，容易并发细菌性肺炎
流行季节	全年，冬天到初夏最多
潜伏期	2～14 天
典型症状	咽结膜热：结膜炎、扁桃体化脓，持续 4～5 天的高烧，类流感症状
诊断	临床判断为主。有快筛但不被普遍使用，病毒培养需 5～7 天
治疗	支持性疗法为主
预防	注意呼吸道卫生、勤洗手（酒精干洗手效果不佳！）

　　流感病毒之外，另一种会让身强力壮的成年人高烧不退，病到奄奄一息的病毒就是腺病毒。腺病毒曾数度在美国军队中大流行甚至引起死亡。2010～2011 年间台湾地区也有一波腺病毒 3 型和 7 型

引起的严重疫情，除了引起持续一周左右的高烧之外，还会造成为数不少的儿童因为呼吸衰竭住进重症监护病房甚至死亡，足见其威力实不容小觑。

让人持续高烧、眼红的咽结膜热

4 岁的小威已经高烧 3 天，双眼发红，东西也吃不下，儿科医生说他的扁桃体化脓很严重。糟糕的是，因为照顾他 3 天都睡不好的妈妈今天眼睛开始发痒流泪，一量体温居然 39℃。

腺病毒引起的感冒以咽结膜热最为典型，患者眼睛又红又痒地眼泪直流，咽部因为扁桃体化脓痛到进食困难。高烧往往持续 4~5 天，合并头痛、疲倦等类流感症状。病毒性结膜炎若是并发细菌感染，眼睛分泌物会变成像脓一样黏稠的黄绿眼屎。

威力强大的腺病毒有近 20 种对人类有致病性的血清型，在人身上的攻击范围很广，眼睛、呼吸道、胃肠道甚至泌尿道都是它的目标。引起上述咽结膜热的主要是血清型 3。造成大批红眼病人的流行性结膜炎是血清型 8、19、37。血清型 40、41 会引起腹泻。某些腺病毒也被怀疑跟肠套叠甚至盲肠炎的发病有关。以血尿、尿频、尿痛为特征的出血性

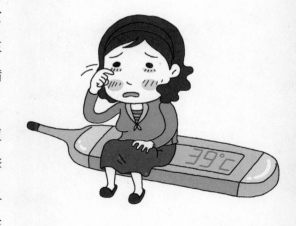

膀胱炎，则是跟血清型 11、21 有关。

临床上腺病毒的诊断以临床判断和病毒培养为主。虽然有厂商做出类似流感快筛的诊断工具，但不被普遍使用。治疗主要是以支持性疗法为主。少数抗病毒药对腺病毒有一定效果，但仅在某些特殊情况下才适用。

国外有上市的腺病毒疫苗，但儿童不适用，国内也没有进口。预防腺病毒感染主要还是靠保持呼吸道卫生和勤洗手。值得注意的是，腺病毒没有包膜，酒精干洗手对消灭腺病毒效果不好，必须用肥皂洗手或是使用特定抗病毒液才能消灭附在手上的腺病毒。

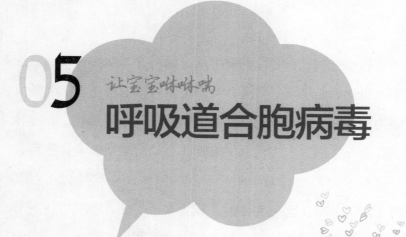

05

让宝宝咻咻喘

呼吸道合胞病毒

威胁性	★★☆☆☆早产儿与有心肺疾病的小朋友要当心
流行季节	冬季、初春
潜伏期	2～8天
典型症状	频繁咳嗽、呼吸急促合并咻咻咻的喘鸣声
诊断	抗原检测、病毒培养
治疗	支持性疗法、吸入型抗病毒药物
预防	注意呼吸道卫生、勤洗手

　　1岁多的咪咪这次感冒咳得特别厉害，呼吸又浅又快，而且食欲大大下降，吃进去的东西也常在一阵猛烈的咳嗽后被吐出来。咪咪的妈妈本身有哮喘，她发现咪咪咳嗽时，除了出现呼噜的痰音，

还可以听到哮喘发作时那种咻咻的高频声音。咪咪被带到急诊室，主治医生诊断是细支气管炎，请护士帮咪咪抽痰送检。因为血氧浓度略为偏低又有脱水现象，咪咪被收治入院，接受氧疗和静脉点滴等治疗。住院隔天，主治医生说咪咪感染的是呼吸道合胞病毒。

呼吸道合胞病毒是个童心未泯的家伙，喜欢与幼儿为伍而且爱溜滑梯，从口鼻感染人体后，它喜欢享受顺着呼吸道往下滑的感觉，进而侵犯下呼吸道引起细支气管炎和肺炎。临床上，我们看到被感染的小朋友呼吸速率加快，伴随着咻咻咻的喘鸣声。这咻咻咻的喘鸣声就像哮喘发作的表现，感染过呼吸道合胞病毒的小朋友，日后有过敏性气管炎甚至哮喘的比率也比较高。虽然会让小朋友咻咻喘地很不舒服，大部分小朋友的症状都可以在1~2周内改善。不过，在早产儿或有心肺疾病的儿童身上，

呼吸道合胞病毒可引起严重并发症。目前已有给早产儿与严重先天性心脏病患儿接种预防呼吸道合胞病毒感染的单株抗体，家有早产儿与严重先天性心脏病患儿的父母别忘了带孩子就诊接种。

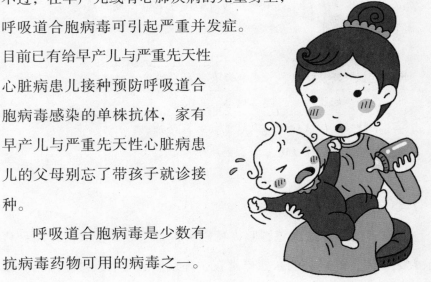

呼吸道合胞病毒是少数有抗病毒药物可用的病毒之一。

针对呼吸道合胞病毒的抗病毒药物是吸入型的病毒唑，因为效果有限且药物有一定毒性，仅建议用在上述容易引起并发症的病童身上。利用采集病人的痰液做快速抗原检测，医生可以确诊呼吸道合胞病毒感染。当家中小朋友被诊断是呼吸道合胞病毒感染时，家里其他孩子的防护措施一定要做好，特别是早产儿或患有心肺疾病的儿童。

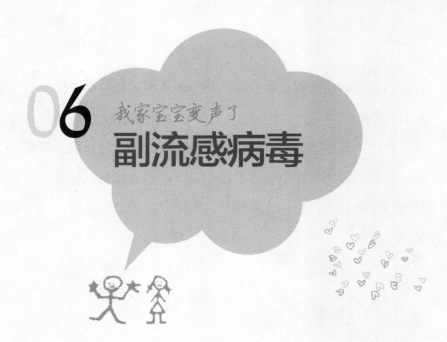

06 我家宝宝变声了
副流感病毒

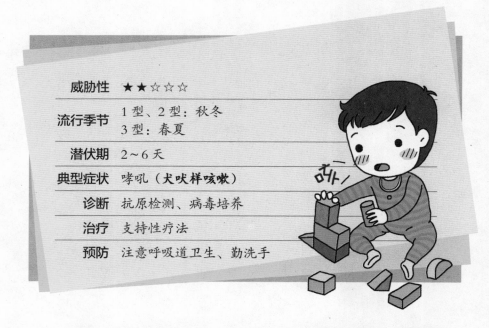

威胁性	★★☆☆☆
流行季节	1型、2型：秋冬 3型：春夏
潜伏期	2～6天
典型症状	哮吼（犬吠样咳嗽）
诊断	抗原检测、病毒培养
治疗	支持性疗法
预防	注意呼吸道卫生、勤洗手

　　妈妈从幼儿园接回 3 岁的比比时，老师就跟妈妈说比比有点咳嗽。回家之后，妈妈注意到比比发烧，不过精神状态仍然不错，给

比比吃了退烧药之后就把他送上床睡觉。半夜时，妈妈被比比怪异的咳嗽声吵醒，比比咳嗽的声音像犬吠一样又低又粗，妈妈把他摇醒，比比的声音变得很沙哑，呼吸很急促。

妈妈和爸爸焦急地一起把比比送到急诊室，在候诊的时候，爸爸发现留观区好几个小孩咳嗽的声音就跟比比一模一样。医生诊断比比得了哮吼综合征，打了一针、吸了药之后，比比呼吸急促的情况大有改善，离院回家观察。回家后，呼吸不再急促，不过声音仍然沙哑。回诊的时候主治医生跟妈妈说急诊痰液检查的结果出来，是副流感病毒1型感染。

副流感病毒听起来很像是流感病毒的副牌，但两个病毒感染后的表现大不同。不像流感病毒成人、小儿通杀，副流感病毒感染小儿引起的症状比较明显。

每年秋冬气温一降，走进医院的儿童急诊室听到此起彼落犬吠式的咳嗽，就知道急诊室又被哮吼综合征的病童们攻占。哮吼综合征最主要的病原就是秋冬流行的副流感病毒1型和2型。主要流行于春夏的副流感病毒3型则跟呼吸道合胞病毒很像，喜欢侵犯小朋友的下呼吸道，会引起细支气管炎和肺炎，可以在免疫功能低下的人身上引起严重的疾病。副流感病毒也有痰液快速抗原检测可以利用，当被诊断是副流感病毒3型感染时，免疫力低下的家人一定要加强防护。

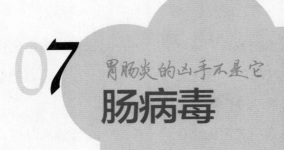

07 胃肠炎的凶手不是它
肠病毒

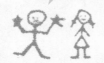

威胁性	★★☆☆☆ 71 型肠病毒★★★☆☆可能引起肠病毒重症
流行季节	3～10 月
潜伏期	3～6 天
典型症状	疱疹性咽峡炎、手足口病
诊断	典型症状，病毒培养 针对 71 型肠病毒的快速筛检
治疗	支持性疗法
预防	. 注意呼吸道卫生、勤用肥皂洗手（**酒精干洗手效** 　**果不好！**），居家使用稀释的漂白水消毒 .71 型肠病毒疫苗（**临床试验进行中**）

　　小卡因为发烧被带到诊所就诊，医生检查发现口腔后咽部有溃疡，跟焦急的小卡妈妈说："小卡感染了肠病毒……"医生话还没说完，小卡妈妈就抢着说："可是他没有吐也没有拉肚子啊。"

"可是他没有吐也没有拉肚子啊。"每次诊断出小朋友是肠病毒感染，有一半的家长都会反射性地这么回答。相反地，每次诊断病童是胃肠炎时，也有一半焦急的爸妈会问："是肠病毒引起的吗？"假如我是肠病毒，我一定大喊："冤枉啊，大人！"肠病毒已经担胃肠炎这污名很久。其实，肠病毒不会引起严重的胃肠道症状，我们真的误会它了。肠病毒是一群病毒的总称，已知至少有六十几型，包括柯萨奇 A 组病毒 23 型、柯萨奇 B 组病毒 6 型、脊髓灰质炎病毒 3 型（**没错！引起小儿麻痹症的脊髓灰质炎病毒也是肠病毒其中一型**）、伊科病毒 31 型及最后发现的 68 至 71 型肠病毒等。

典型肠病毒的感染表现主要有两种：疱疹性咽峡炎和手足口病。疱疹性咽峡炎典型的病程是突发性的高烧后在咽部出现水疱，水疱迅速破掉变成溃疡，病童往往抱怨咽部剧痛而拒绝进食。发烧通常持续 1~4 天，溃疡愈合约需 1 周。

手足口病则是除了口腔溃疡之外，在手掌、脚掌以及肛门周围出现小水疱与红疹。手足口症也会发烧，但较疱疹性咽峡炎温度低一些，口腔溃疡和疹子愈合也需要 1 周。

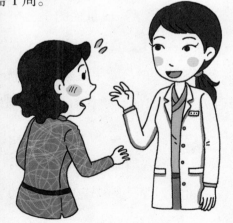

除了疱疹性咽峡炎和手足口病，近 70 型林林总总的

肠病毒是病毒疹和夏天小感冒最常见的原因。因为在症状上难以与其他病毒区分，很少有严重的并发症，治疗也无特别之处，大部分的医生不会搬出肠病毒的大名，以免造成家属无谓的担忧。

认识肠病毒 71 型与重症

2 岁半的薇薇昨天因为发烧、手脚有疹子，被诊所叶医生诊断为手足口病。今天妈妈发现她出现诊所医生提醒要特别小心的抽搐、嗜睡和呕吐的症状，连忙将她再带到诊所。叶医生发现薇薇跟昨天比起来心率偏快，意识不清，判断是肠病毒重症，连忙联络救护车将她转送至医院。

在这么多型的肠病毒里面，71 型肠病毒可说是其中最可怕的。71 型肠病毒主要引起手足口病，但它偶尔会凶性大发，侵犯脑干造成患者意识不清，心肺衰竭，也就是所谓的肠病毒重症。虽然肠病毒 71 型感染造成重症的机会小于千分之一，不过一旦并发重症没有及早治疗，死亡率很高，5 岁以下的小朋友是重症高危险群。

临床上在诊断手足口病的时候，从外观无法区别是不是肠病毒 71 型引起的。现在有一种快速筛检的试剂，灵敏度约达 80%，比流感快筛高，但需要抽血检测，在各医疗院所间尚不普及。八成的灵敏度虽已经不低，但值得注意的是，有两成的 71 型肠病毒是验不出来的。

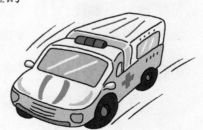

也就是说，即便检验阴性也不能排除 71 型肠病毒。那么，既然 71 型肠病毒引起的是手足口病，是不是得疱疹性咽峡炎就安全了呢？不！不！不！疱疹性咽峡炎和手足口病是看图说故事的临床诊断，也就是说，只看到口腔水疱、溃疡就诊断为疱疹性咽峡炎，同时看到手掌和脚掌水疱、红疹就诊断为手足口病。偏偏 71 型肠病毒很阴险，有时候手脚的红疹很不明显，会被诊断为疱疹性咽峡炎。另外，肠病毒 71 型以外的肠病毒也有很微小的机会引发重症。

面对隐藏在肠病毒后的重症危机，一旦被诊断为肠病毒感染，无论是疱疹性咽峡炎或是手足口病，一定要注意患儿有没有出现重症的前驱症状：持续发烧超过 3 天、意识不清、手脚无力、肌抽跃（突然间全身肌肉收缩，类似婴儿时期的惊吓反射）、持续呕吐，嗜睡、活力不佳、呼吸急促或心跳加快。其中嗜睡、活力不佳、呼吸急促或心跳加快若在烧退时仍持续表示情况更为危急。有以上任一症状出现，一定要尽快就医。

赖医生·小叮咛

肠病毒重症的前驱症状

① 持续发烧超过 3 天
② 意识不清
③ 手脚无力
④ 肌抽跃（突然间全身肌肉收缩，类似婴儿时期的惊吓反射）
⑤ 持续呕吐
⑥ 嗜睡
⑦ 活力不佳
⑧ 呼吸急促
⑨ 心跳加快

用酒精消毒真的有效吗？

虽然是老生常谈，但要免受肠病毒重症威胁，最有效的就是避免感染肠病毒。肠病毒跟腺病毒一样没有包膜，喷洒酒精、使用干洗手都不起作用。手部卫生部分，建议可以多用肥皂洗手，或以市售的抗病毒液喷洒。

衣物应以热水洗涤，或置于阳光下曝晒。环境消毒上，可将家庭用的漂白水 20 毫升加入 1 升自来水稀释后使用，稀释后的漂白水应在 24 小时内使用完毕。

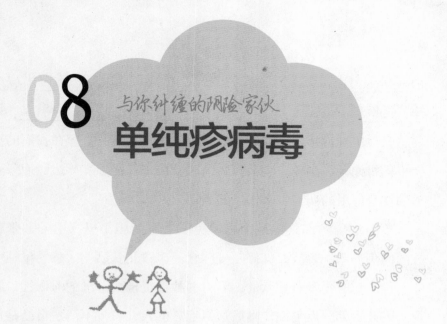

08 单纯疹病毒

与你纠缠的阴险家伙

威胁性	★★★☆☆新生儿感染死亡率高
流行季节	无季节性
潜伏期	2～14 天
典型症状	疱疹性口腔炎，嘴唇边缘疱疹
诊断	临床判断、抗体检测、病毒培养
治疗	抗病毒药，支持性疗法
预防	勤洗手

单纯疱疹病毒分两型，Ⅰ型主要侵犯口腔黏膜，Ⅱ型主要侵犯生殖器。这里我们主要介绍侵犯口腔黏膜，常需要跟肠病毒感染鉴别诊断的Ⅰ型单纯疱疹病毒。

在压力大、抵抗力下降的时候，有些人会反复在嘴角出现疱疹，这就是一旦感染会与人纠缠一辈子的单纯疱疹病毒所引起。只要感染过单纯疱疹病毒，即便症状都消失，它会一直躲在我们的身体里伺机而动，当免疫大兵打瞌睡时就出来作怪。嘴唇边缘疱疹就是躲在身体里的病毒出来作怪的产物。

单纯疱疹病毒其实是个忌惮免疫大军的胆小鬼，不爱大张旗鼓的向免疫系统宣战，偏好暗度陈仓。多数儿童第一次感染单纯疱疹病毒 I 型时是没有症状的，只有少数会出现血淋淋的疱疹性口腔炎。因此大部分反复发作嘴唇边缘疱疹的人，大多不清楚自己是什么时候被单纯性疱疹病毒给缠上。

不论是第一次感染或是复发型感染如口角疱疹，病毒都会借飞沫传播。这个胆小鬼即便躲在我们身体再久，还是很怕引起免疫大军注目，所以复发时也不一定有症状，也就是说口角没有疱疹的时候，口水里还是可能有病毒。病毒存在就有传染的可能性，一旦没有症状我们就很容易疏于防备，这就是单纯性疱疹病毒阴险狡诈之处。

别跟你家的小宝贝亲亲

强调口水里可能有病毒这件事，主要是要提醒家有小宝宝的爸爸妈妈多小心。很多爸妈看自己的宝贝因为疱疹性口腔炎高烧、满口鲜血、痛得什么都吃不下，很是心疼，其实凶手往往就是周遭大人的口水，小朋友总是到处乱摸又爱把手放进嘴巴啃，疱疹病毒也是标准的病从口入。

　　疱疹性口腔炎苦虽苦，通常一个多礼拜溃疡愈合后，小朋友就又生龙活虎，但新生儿可不一样。新生儿的免疫大军由缺乏实战经验的菜鸟所组成，会被单纯性疱疹病毒打得溃不成军，感染后即便给予抗病毒药物治疗，死亡率还是居高不下，即便留得小命，也可能因为中枢神经被病毒攻击留下癫痫、发育迟缓的后遗症。

　　只是新生儿还不会吃手，病毒从何而来呢？一部分是妈妈生殖器，在经由产道时感染。育龄妇女若曾经得过生殖器疱疹，一定要告知产检医生，怀孕过程中也要注意是否有感染或是复发。除了从妈妈的生殖器，另一个病毒来源就是爱的亲亲，特别是嘴对嘴的那种。虽然新生儿粉嫩的唇让人好想亲下去，单纯性疱疹病毒这个奸诈的胆小鬼可能就藏在大人的口水里。在此我要严正呼吁，千万别跟你家的小宝贝亲亲。

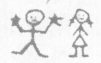

09

寒冬里上吐下泻惨兮兮

轮状病毒与
诺沃克病毒

	轮状病毒	诺沃克病毒
威胁性	★☆☆☆☆	★☆☆☆☆
流行季节	冬季为主	冬季为主
潜伏期	1～3 天	12～48 小时
典型症状	突发的呕吐、发烧，1～2 天后开始水泻	突然的恶心、呕吐、水泻合并腹部绞痛
诊断	采粪便做抗原检测	采粪便做抗原检测
治疗	支持性疗法	支持性疗法
预防	．疫苗 ．勤用肥皂洗手（**酒精干洗手效果不好！**），特别是处理食物之前	勤用肥皂洗手（**酒精干洗手效果不好！**），特别是处理食物之前

"小朋友呕吐"是每个妈妈的梦魇，特别是在寒冷的冬天，哭闹不休的小朋友反复吐得自己和妈妈一身，妈妈又要安抚孩子又要更换衣服、床单，可说是苦不堪言。偏偏病毒性胃肠炎的两大凶手——"轮状病毒"与"诺沃克病毒"都特爱在寒冷的天气作怪，不可不防。

　　轮状病毒和诺沃克病毒一开始的症状都是以"吐"和"发烧"为主，呕吐症状较为缓解后出现"水泻"。除了呕吐和腹泻之外，轮状病毒和诺沃克病毒有时候会同时侵犯中枢神经，引起"痉挛"。

　　患者的呕吐物和排泄物中都有大量的病毒，接触后一定要用肥皂洗手，因为这两种病毒和肠病毒、腺病毒一样没有包膜，酒精对它们无效。要预防轮状病毒还可以接种口服的自费疫苗，但需要在小朋友8个月大前接种完成，想让小朋友使用疫苗的爸妈千万不要错过时机。

10

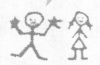

传说中每个小孩都要得一次的
高烧病毒

玫瑰疹病毒

威胁性	★☆☆☆☆可能引起高烧、热痉挛及脑炎
流行季节	全年
潜伏期	9～10 天
典型症状	玫瑰疹
诊断	典型症状
治疗	支持性疗法
预防	注意呼吸道卫生、勤洗手

人类疱疹病毒 6 型和 7 型都可能引起玫瑰疹（即幼儿急疹），6 型病毒还分 6A、6B，绝大多数的玫瑰疹都是人类疱疹病毒 6B 型所引起的。一半的人在 1 岁以前感染过人类疱疹病毒 6 型，2 岁小

朋友约有八成感染过，4 岁前几乎 100% 的人都感染过。感染人类疱疹病毒 6 或 7 型后约 90% 会有症状，但不一定都是发玫瑰疹，可能只是发烧或是出现咳嗽、流鼻涕、拉肚子、呕吐等症状，偶尔病毒会侵犯中枢神经系统，引起脑炎。

接触小朋友前先洗手可预防感染

患玫瑰疹的小朋友常有 39℃ 以上的高烧，自责的爸爸妈妈常在诊间问医生，小朋友是如何感染到病毒的？会接触到小朋友的人都可能是病毒的来源。上文提到 4 岁前几乎 100% 的人都感染过，感染过的人不知道什么时候就会排出病毒，让接触的小朋友生病。

那该怎么预防呢？其实感染过的人排出病毒时自身是无症状的，所以在接触小朋友前洗手很重要。正被玫瑰疹病毒攻击的小朋友有些会有呼吸道的症状，所以如果托儿所或学校里有小朋友发烧、咳嗽，病童和其他小朋友最好都要戴口罩。

11 A 型链球菌

唯一会让扁桃体化脓的细菌

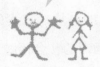

威胁性	★★☆☆☆ 感染可能并发肾小球肾炎、高血压、风湿热和风湿性心脏病。偶尔会引起致命的坏死性筋膜炎和中毒性休克综合征。
潜伏期	咽喉炎：2~5 天；脓疱疮：7~10 天
典型症状	不合并明显咳嗽、流鼻涕的化脓性扁桃体炎、猩红热
诊断	临床判断、快速筛检、细菌培养
治疗	抗生素
预防	勤洗手

　　A 型链球菌是唯一会引起扁桃体化脓的细菌。因为细菌比病毒笨重且行动迟缓，当 A 型链球菌感染咽喉时，它懒得往上爬到鼻腔或是往下溜到气管，所以 A 型链球菌引起的扁桃体炎不会合并明显的流鼻涕或咳嗽。

146

患 A 型链球菌扁桃体炎应接受 10 天完整疗程的抗生素，避免并发风湿热及风湿性心脏病。风湿性心脏病是个不怕一万只怕万一的并发症，虽然未完成抗生素疗程不一定会发生，一旦发生可引起需要手术才能修补的心脏瓣膜受损。

偶尔，猩红热会伴随 A 型链球菌扁桃体炎发生，除了扁桃体化脓之外，患者全身红疹，疹子摸起来就像砂纸一样粗粗的。红疹的产生来自于 A 型链球菌释放的红斑毒素，并非所有 A 型链球菌都会分泌这种毒素。

A 型链球菌除了从咽喉侵犯人体之外，还能从皮肤的伤口进攻，侵犯浅层皮肤会引起脓疱疮或丹毒，当它往深处钻，会造成严重需要截肢的坏死性筋膜炎。另外，无论 A 型链球菌是走水路咽喉或陆路皮肤侵入人体，都有可能释放毒素，引起有致命危险的中毒性休克综合征。

综上所述，A 型链球菌虽不是个招招致命的武林高手，一旦出狠招却尽是往死里招呼（**坏死性筋膜炎、中毒性休克综合征**）。即使一开始没下重手，若我们轻忽咽喉炎没有完成治疗，一旦并发风湿性心脏病也绝不是好对付的。诊断上有快速筛检可用，有经验的医生临床判断也很可信。确诊依靠细菌培养。只要在发病后 9 天内开始使用抗生素，并完成 10 天疗程，就可以预防风湿热和风湿性心脏病。A 型链球菌的治疗很容易，它几乎没有抗药性，重点是要遵循医嘱完成疗程。

12

长江后浪推前浪的杀手世家

肺炎链球菌

威胁性	★★★★★
流行季节	冬季、春季
潜伏期	变异很大，最短1~3天
典型症状	鼻窦炎、中耳炎 侵袭性肺炎链球菌感染：肺炎、脑膜炎、败血症
诊断	脑脊液快速抗原检测、尿液快速抗原检测、细菌培养
治疗	抗生素，必要时外科手术
预防	疫苗，注意呼吸道卫生、勤洗手

　　肺炎链球菌是各年龄层肺炎的头号凶手，幼儿是它的头号目标。目前已知的肺炎链球菌血清型有 90 种以上，是一个相当庞大的杀手家族。这杀手一家并非仅瞄准肺部攻击，鼻窦炎、中耳炎，以及会危及生命的脑膜炎、败血症也跟它们脱不了干系。我们最想

防患于未然的是侵袭性肺炎链球菌感染，也就是肺炎链球菌侵入原本应该为无菌的部位，引起败血症、肺炎、脑膜炎等会有严重并发症甚至死亡的感染。

爱招惹小儿的肺炎链球菌喜欢住在人类的鼻咽部。鼻咽部带菌比例以婴幼儿最高，当局部免疫力下降，例如病毒入侵上呼吸道时（**也就是感冒时**），它就逮住机会入侵人体引起各式感染症。鼻窦、中耳都是肺炎链球菌爱作怪的地方，但只要给予适当的抗生素治疗都不难痊愈。当这杀手攻击起肺部，不辱盛名，确实有它的一套，狠起来会造成肺部组织严重坏死，甚至形成肺脓肿，此时单靠抗生素不够，得请出外科医生的手术刀才行。家族里更有些狠角色一出手就想取人性命，引起脑膜炎和败血症。在进步的现代医学下，病人小命或许可保，却可能有耳聋等严重后遗症产生。

治疗肺炎链球菌感染以抗生素为主力，但这杀手一家可不是省油的灯，见招拆招地发展出抗药性，使得治疗难度日益提高。目前虽不至无药可医，但治疗有难度，必须根据不同的感染部位、药物敏感性给予适当的药物和剂量。

早期诊断很重要。怀疑脑膜炎时，需要抽取脑脊液做检查，将抽出来的脑脊液做快速抗原检测可以快速诊断肺炎链球菌。尿液抗原检测在临床上应用广泛，采检容易之外又能快速得到结果，常应用在肺炎患者。值得一提的是尿液抗原检测敏感度很高但专一性稍低，只要体内有肺炎链球菌，不管它是安分地在鼻咽部住着或是跑到肺里大搞破坏，尿液抗原检测都会呈现阳性。反之，若是尿液抗原检测阴性，几乎可以排除肺炎链球菌感染。

现今的医疗科技岂容许肺炎链球菌恣意猖狂，疫苗应运而生。疫苗是预防肺炎链球菌感染最有效的方法，各种不同的肺炎链球菌疫苗我们后头详述，现今还没有一支疫苗可以通杀肺炎链球菌全部的血清型。7 价疫苗是第一种可以接种在 2 岁以下幼儿的肺炎链球菌疫苗，可以预防 7 种血清型的肺炎链球菌感染，它的研发是针对当时最常见的血清型，在美国上市且全面接种于幼儿后，侵袭性肺炎链球菌的感染明显下降。但肺炎链球菌这个人才济济的大家族可不会坐以待毙。

幼儿因为注射疫苗产生抗体，7 种血清型在他们的鼻咽部住不下去，更别说要等免疫力下降时乘虚而入了。但肺炎链球菌不想拱手让出这舒适的地方，当家族里的 4、6B、9V、14、18C、19F、23F 被盯上了不能使坏，换其他的血清型来顾地盘。在 7 价肺炎链球菌上市数年后，7 种血清型以外的肺炎链球菌感染愈来愈多，所以说这是一个长江后浪推前浪的杀手世家。

肺炎链球菌的传染主要通过呼吸道的分泌物，虽然细菌动作不像病毒那么快而有效率，但长期密切接触还是很容易传染，拥挤的幼儿园可说是细菌传播的温床。疫苗之外，预防肺炎链球菌的感染还要注重呼吸道卫生与多洗手。

琳琅满目的肺炎链球菌疫苗

	10 价结合型疫苗	13 价结合型疫苗	23 价荚膜多糖体疫苗
涵盖的肺炎链球菌血清型	1、4、5、6B、7F、9V、14、18C、19F、23F 可同时预防非 b 型流感嗜血杆菌感染	1、3、4、5、6A、6B、7F、9V、14、18C、19A、19F、23F	1、2、3、4、5、6B、7F、8、9N、9V、10A、11A、12F、14、15B、17F、18C、19F、19A、20、22F、23F、33F
接种时间（依接种第一剂年龄）	6 周~6 个月大：接种第一剂后各间隔一个月以上接种第二剂和第三剂，12~15 个月大时接种第四剂	2~6 个月大：接种第一剂后各间隔一个月以上接种第二剂和第三剂，12~15 个月大时接种第四剂	2 岁以上：接种 1 剂，肺炎链球菌高危险群可在 5 年后追加第 2 剂
	7~11 个月大：接种第一剂后间隔一个月以上接种第二剂，12 个月~23 个月大时接种第三剂	7~11 个月大：接种第一剂后间隔一个月以上接种第二剂，12 个月大以后接种第三剂	
	12~23 个月大：接种第一剂后间隔二个月以上接种第二剂	12~23 个月大：接种第一剂后间隔二个月以上接种第二剂	
		2 岁以上：接种 1 剂	
接种禁忌	发烧或患有急性中重度疾病 先前接种此疫苗曾发生严重过敏反应		2 岁以下幼儿，发烧或患有急性中重度疾病；对疫苗内任何成分过敏者
可能副作用	发烧、注射部位红肿疼痛、哭闹不安、嗜睡、食欲不振		注射部位红肿疼痛，偶尔低烧

上表列出目前市面上三种肺炎链球菌疫苗，疫苗的价数对应的是它可以预防的血清型数。在介绍肺炎链球菌的时候我们提到，7价肺炎疫苗推动了肺炎链球菌这个杀手世家内的世代交替，7价肺炎链球菌疫苗上市数年后，7价以外的血清型感染愈来愈多。疫苗专家们没有坐以待毙，涵盖更多血清型的10价和13价疫苗接连上市巩固防线。

　　肺炎链球菌依其制作方法分为荚膜多糖体疫苗和结合型疫苗。最早上市的肺炎链球菌疫苗是23价荚膜多糖体疫苗，虽然保护的型别最多，但它不能接种在杀手最爱攻击的2岁以下幼儿，保护力又会随着时间变差，因此才有结合型疫苗的研发。

　　7价接合型疫苗上市后，侵袭性肺炎链球菌感染明显下降后又缓步上扬，为了应对肺炎链球菌杀手世家内的世代交替，陆续又有10价和13价结合型疫苗的问世。这场肺炎链球菌与疫苗的战争还在持续进行中，但所有的资料都告诉我们，打疫苗可以减少侵袭性肺炎链球菌的感染。

　　因为致命的肺炎链球菌侵袭性感染主要发生在5岁以下幼儿和65岁以上的老人，在结合型肺炎链球菌疫苗上市后，23价肺炎链球菌疫苗主要接种于老人，以及因免疫功能不全成为肺炎链球菌感染高危险群的儿童或成人。幼儿接种以结合型疫苗为主，让爸妈头大的问题来了，10价、13价该如何选择？7价结合型疫苗上市后，非疫苗涵盖的血清型感染逐渐增加，其中引起侵袭性肺炎链球菌感染最多的是血清型19A。

由上表可知，13 价疫苗有涵盖 19A 血清型，10 价疫苗没有，但某些研究显示 10 价疫苗对 19A 可能有部分保护力。整体而言，对 19A 的保护效果仍属 13 价疫苗有较多理论与实证上的支持。那 10 价疫苗的价值在哪呢？ 10 价疫苗可以同时预防非 b 型流感嗜血杆菌的感染，因此它预防中耳炎的效果比 13 价肺炎链球菌疫苗要好。

我知道大家看到这里又一头雾水了，综上所述，10 价疫苗和 13 价疫苗可谓各有所长，基于早打早保护的原则，1 岁前可以自费选择 10 价或 13 价疫苗接种，选择上若有疑义，可以与你的儿科医生进一步讨论。

13 肺炎支原体

非典型肺炎的代表

威胁性	★★☆☆☆ 引起不易治愈的久咳或呼吸道症状，少有生命威胁
流行季节	全年
潜伏期	7~21 天
典型症状	上呼吸道感染，急性气管炎，肺炎
诊断	临床怀疑，检验血中抗体可以确诊
治疗	支持性疗法，抗生素可缩短肺炎病程
预防	注意呼吸道卫生、勤洗手

　　肺炎支原体为支原体的一种，是支原体肺炎的致病菌。支原体是目前发现的最小的原核生物，没有细胞壁，能够通过滤菌器。本病占小儿肺炎的 20% 左右，在密集人群可达 50%。不仅见于年长儿，婴幼儿感染率也高达 25%~69%。

肺炎支原体也像病毒一样活动灵活，可以引起整个上呼吸道感染，症状跟病毒引起的感冒很像，会发烧、头痛、咽痛，但鼻子症状通常不明显。当肺炎支原体顺着呼吸道往下滑造成气管炎，就会出现咳嗽及声音沙哑的症状。约有 10% 的肺炎支原体不枉其名，会滑到肺部，引起非典型肺炎让患者连咳 3～4 周。

非典型肺炎症状较肺炎轻微

非典型肺炎是指相对于肺炎链球菌等细菌引起的严重的"典型肺炎"，主要由肺炎支原体和病毒引起。非典型肺炎的症状较轻微，患者精神、活力、食欲尚可，少有高烧或需要住院的情形。抽血检查少见白细胞增多或炎症指数明显上升。胸部 X 线片的表现以双侧浸润的支气管肺炎为主。由于症状较轻微，我们俗称非典型肺炎为"会走路的肺炎"，虽然肺部受到感染，患者依旧活蹦乱跳。

肺炎支原体的诊断主要依赖临床判断，确诊需要抽血验抗体，且有时抽一次不够，需间隔一段时间抽第二次才能确诊，等结果出来往往已好了大半。肺炎支原体引起的上呼吸道感染或气管炎不需抗生素治疗就可以自行痊愈。它引起的肺炎是否要积极使用抗生素目前专家仍未达成共识。肺炎大多会自行慢慢康复，不过使用抗生素可以缩短病程并减少传染。肺炎支原体的感染与支气管敏感有一定程度的相关，注意呼吸道卫生与勤洗手可以避免飞沫接触传染，也许可以减少过敏被诱发的机会。

14

看不到，但依旧存在

百日咳杆菌

威胁性	★★★☆☆会让婴儿呼吸暂停、发绀，可能造成死亡
流行季节	全年
潜伏期	7~10 天
典型症状	卡他期：轻微感冒症状，1~2 周 痉咳期：阵发性的连续咳嗽，持续 1~2 个月 恢复期：咳嗽渐渐好转
诊断	临床怀疑，需通报疾病预防控制中心通过细菌培养、聚合酶链式反应及抗体检验确诊
治疗	及早在卡他期给予抗生素可减轻症状，痉咳期后用药可降低传染力
预防	· 疫苗 · 注意呼吸道卫生、勤洗手

每次遇到疑似百日咳的患者，患者或家属常很疑惑地表示"打过疫苗了啊"。是的，打过疫苗还是有可能患百日咳。接种疫苗后5～10年内，抗体就会渐渐消失。

我国现行公费疫苗接种，预防百日咳的疫苗是百日咳、白喉、破伤风三合一疫苗，出生后3个月、4个月、5个月连续接种3针，1.5～2岁时加强1针，7岁时白破二联疫苗加强1针，以致青少年对百日咳的防护力就不足。美国、澳大利亚、日本近几年都有发生过百日咳大流行。

保护婴幼儿免于百日咳侵袭

百日咳的病程分三个阶段，刚开始发病跟一般感冒几乎无法区分（**卡他期，历时1～2周**），之后是阵发性地咳到脸红脖子粗（**痉咳期**），这种会让人胸痛、呕吐的疯狂咳嗽，一般要持续1～2个月，才进入恢复期。

值得家长们注意的是，百日咳在婴儿的表现除了严重的咳嗽之外，还有呼吸停止和发绀。在卡他期就给予抗生素治疗可以减轻症状，若开始狂咳才治疗则对症状缓解效果不佳，但可以降低传染力。除非有百日咳的接触病史，要在卡他期就诊断出百日咳很不容易，确诊需要采集样本送到疾病预防控制中心的实验室检查，因此临床上有怀疑时可以先给药并提醒患者亲密接触者小心防范，家有婴幼儿时应考虑预防性用药。

百日咳最容易引起并发症甚至死亡的年龄层就是婴儿，咳嗽和呼吸停止可能造成婴儿呕吐、无法进食、缺氧甚至痉挛。由此可知，预防婴儿免受百日咳侵袭非常重要。婴儿接种百白破疫苗的时间是3、4、5个月和1.5~2岁，保护力随着疫苗接种剂次上升。

疫苗接种要在适当的时机并需要一定的间隔，也就是说我们无法一下子把小婴儿对百日咳的战力提升到满点。那该怎么办呢？把会跟小婴儿亲密接触的家人战力补到最强。很少有总统具备与刺客近身肉搏的能力，但身边随扈须具备保护总统的能力。小婴儿的家人就像他的随扈，如果家人对百日咳有保护力，就不会传染百日咳给他。因此在家庭迎接新生命的同时，家庭成员，特别是与婴儿最亲近的妈妈，可以考虑自费接种百日咳疫苗。孕妇如果在孕晚期接种，体内的抗体还可以经由脐带传给肚子里的宝宝。下一节介绍的多合一疫苗里，就包含百日咳疫苗。

15

引起鼻窦炎、中耳炎、肺炎的其他凶手

流感嗜血杆菌和
卡他莫拉菌

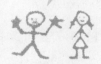

	流感嗜血杆菌	卡他莫拉菌
威胁性	非 b 型流感嗜血杆菌 ★★★☆☆ b 型流感嗜血杆菌 ★★★★★	★★☆☆☆
流行季节	全年	
潜伏期	未知	
典型症状	非 b 型流感嗜血杆菌：鼻窦炎、中耳炎、肺炎 b 型流感嗜血杆菌：肺炎、脑膜炎、会厌炎	鼻窦炎、中耳炎
诊断	细菌培养 b 型流感嗜血杆菌脑膜炎：脑脊液快速抗原检测	细菌培养
治疗	抗生素治疗	
预防	．注意呼吸道卫生、勤洗手 ．疫苗	

和肺炎链球菌一样，流感嗜血杆菌和卡他莫拉菌平常定居在人类的鼻咽部，在局部免疫力下降（**例如病毒入侵时**）时伺机侵入人体。我们的鼻咽部长期处在战国时代，上述细菌三强鼎立，彼此竞争。

近年来肺炎链球菌疫苗被广泛使用，大大削弱了肺炎链球菌的战斗力，此消彼长，流感嗜血杆菌和卡他莫拉菌在鼻咽部的势力变大，晋升为鼻窦炎、中耳炎和肺炎的重要凶手。

流感嗜血杆菌这名字常让人怀疑它和流感病毒有没有亲戚关系？答案是没有。流感嗜血杆菌是细菌，流感病毒是病毒，菌毒殊途，两者八竿子也打不着。达菲只对流感病毒有效，治疗流感嗜血杆菌感染，用的是对抗细菌的抗生素。

流感嗜血杆菌可依其凶狠程度分成一枝独秀的 b 型流感嗜血杆菌和非 b 型流感嗜血杆菌一伙。值得庆幸的是，两者都有疫苗可以预防，分别隐身于五合一疫苗和 10 价肺炎链球菌疫苗里。b 型流感嗜血杆菌本性凶残，若未能及早治疗，会厌炎或脑膜炎都可快速取人性命。

如同肺炎链球菌，怀疑细菌性脑膜炎时，可以通过脑脊液的快速抗原检测早期诊断 b 型流感嗜血杆菌脑膜炎。五合一疫苗中就含有 b 型流感嗜血杆菌疫苗。非 b 型流感嗜血杆菌一伙和卡他莫拉菌个性接近，属温和派，但它们同是造成小朋友反复鼻窦炎、中耳炎的罪魁祸首。非 b 型流感嗜血杆菌还会引发肺炎。目前尚未有针对卡他莫拉菌的疫苗，10 价肺炎链球菌疫苗里则有预防非 b 型流感嗜血杆菌的成分。

b 型流感嗜血杆菌和百日咳疫苗，藏在多合一疫苗里

接种时间	五合一疫苗（白喉、破伤风、无细胞百日咳、b型流感嗜血杆菌及灭活脊髓灰质炎混合疫苗）	2、3、4 月龄或 3、4、5 月龄分别进行三针基础免疫，18 月龄再注射一针加强免疫
	四合一疫苗（减量破伤风、白喉、无细胞百日咳及灭活脊髓灰质炎疫苗）	5～7 岁
	三合一疫苗（减量破伤风、白喉、无细胞百日咳混合疫苗）	孕晚期
接种禁忌	· 发烧或正患有急性中重度疾病 · 先前接种相关疫苗或对疫苗任何成分曾发生严重过敏反应 · 接种含百日咳疫苗后 7 天内曾发生脑病变，且无其他可解释病因者	
可能副作用	接种后 1～3 天可能发生注射部位红肿、酸痛，哭闹不安、疲倦、食欲不振、呕吐或发烧	

　　个性凶残的 b 型流感嗜血杆菌看准免疫系统不成熟的幼儿好欺负，主要攻击 5 岁以下的幼儿，3 个月到 3 岁这个年龄层是它的最爱，引起脑膜炎之后非死即伤。从 2 个月大开始接种的五合一疫苗中就包含 b 型流感嗜血杆菌疫苗。最后一剂包含 b 型流感嗜血杆菌

的五合一疫苗定在 1 岁 6 个月接种。

百日咳杆菌大小通吃，所以五合一、四合一、三合一疫苗中都含有百日咳疫苗。虽然老幼不拘，百日咳对小婴儿杀伤力还是最大，孕妇或其他家人可以应用包围战法，在孕晚期或产后接种含有百日咳疫苗成分的三合一疫苗，以免不小心患百日咳，进而把百日咳杆菌传染给脆弱的新生儿。

孕妈咪若在孕晚期接种百日咳疫苗，产生的抗体还能经由脐带传到胎儿体内，如此一来，婴儿出生后至 2 个月接种第一剂五合一疫苗前，体内也有百日咳抗体保护。

总结，b 型流感嗜血杆菌和百日咳疫苗一起隐身在多合一疫苗之中，父母一定要按照规定时间带孩子去接种。满 5 岁后因为不再是侵袭性 b 型流感嗜血杆菌感染的高危险群，五合一剔除了 b 型流感嗜血杆菌疫苗变四合一。孕产妇还可以考虑自费接种三合一疫苗，提升自己和宝宝对百日咳的防御力。

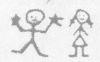

16

细菌性胃肠炎的头号战犯

沙门氏菌

威胁性	★★★☆☆
流行季节	夏天
潜伏期	非伤寒沙门氏菌：6～72 小时 伤寒杆菌：3～30 天
典型症状	非伤寒沙门氏菌：胃肠炎、菌血症、脑膜炎、骨髓炎 伤寒杆菌：伤寒
诊断	细菌培养（血液、大便）
治疗	支持性疗法为主，必要时使用抗生素
预防	注意饮食卫生、勤洗手、疫苗（伤寒）

丁丁快满 1 岁了，连续 3 天高烧，几乎每 3 个小时就烧一次，半夜甚至烧到 40℃。就诊前 1 天开始腹泻，一天 5～6 次，粪便带有黏液和血丝，还有一股腥臭味。丁丁的胃口变得很差，体重从 9.1

公斤掉到只剩 8.6 公斤。可能因为肚子痛的关系，常会突然大哭。医生判断有中度的脱水，必须住院治疗。住院后隔天烧退，大便细菌培养的结果发现是非伤寒沙门氏菌感染，虽然仍有腹泻，丁丁的食欲逐渐恢复，总算又恢复生龙活虎。

类似 b 型流感嗜血杆菌，两千多种沙门氏菌依战斗力分成传染力满点的伤寒杆菌和传染力略逊的非伤寒沙门氏菌。伤寒杆菌锁定人类攻击，引起的病症就是伤寒。它的潜伏期较一般的沙门氏菌长，为 3～30 天，而且更容易从血液里培养出细菌。

伤寒的表现有高烧、头痛、肌痛、腹痛、肝脾肿大、胃口不佳、身体出现红疹，严重者还可能导致胃肠道出血、肠穿孔、弥散性血管内凝血等。腹泻只出现在三分之一的小孩身上，便秘也是可能会出现的表现。

伤寒杆菌之所以恶名昭彰是因为，感染者如果没有接受适当治疗，可能终生都具有传染力，所幸国内现在每年只有零星个案。如果成人或 2 岁以上儿童要到伤寒的疫区长期停留，建议出国前，提早 14 天以上接种伤寒疫苗，到了当地一定要注意食品卫生和勤洗手。若不幸被感染，需接受抗生素治疗。

非伤寒沙门氏菌是细菌性肠炎常见的病因，分布在家禽、家畜、鱼、蛋、乳品、豆芽等食物上。它适合在 4～48℃之间生存，尤其喜欢 35～37℃的温度，因此感染在夏天最为常见。成人的胃酸可以杀死大部分的沙门氏菌，在正常情况下，要吃进大量的细菌才会致病。

不过有时较少量的沙门氏菌，也会利用食物当作掩护以通过胃部，就像藏身于特洛伊木马一样，抵达肠道后才出来大开杀戒。婴幼儿特别容易被感染，一方面是因为胃酸较弱，一方面是因为常常把到处乱摸的脏手放进嘴巴，因此病从口入。

感染非伤寒沙门氏菌之后，有 6~72 小时的潜伏期，接着出现恶心、呕吐、肚脐周围或右下腹的绞痛与腹泻。因为肠道黏膜受损，大便里面可能出现黏液或血丝。百分之五的感染者会合并菌血症，细菌顺着血流全身乱窜，可能引起脑膜炎及骨髓炎等并发症。

细菌性胃肠炎的治疗以补充水分和电解质为主，不恰当地使用抗生素会把肠道原有的好菌都杀光，还会延长细菌从大便排出的时间。某些特殊情况下，使用抗生素是必要的，例如怀疑细菌跑到血液里面、未满 3 个月的婴儿或是病情异常严重。

预防沙门氏菌感染，首先要避免吃生食或喝生水。沙门氏菌不耐热，若将食物加热到 60℃以上 30 分钟或煮沸 5 分钟，就可以消灭沙门氏菌。日常生活中，生鸡蛋是最容易暗藏沙门氏菌的地方。不要拿生鸡蛋让小孩把玩，就算是洗干净的鸡蛋也不能保证无菌。生熟食分开处理、处理食物后和取用食物前要勤洗手等食品卫生要点，也要一并留心。

17 泌尿道感染
大肠杆菌、克雷伯杆菌、变形杆菌

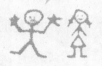

威胁性	★★★☆☆可能造成幼儿肾脏受损
流行季节	全年
典型症状	尿频，尿痛，下腹痛，发热
诊断	临床症状，尿液常规检查，尿液细菌培养
治疗	抗生素治疗
预防	适当地清洁会阴部，包皮手术

1岁多的小苹是双胞胎之一，已经连续发烧3天，没有咳嗽、流鼻涕，也没有吐或拉肚子。一开始，小苹的妈妈觉得她看起来跟双胞胎哥哥上个月发玫瑰疹前的样子很像，但小苹食欲愈来愈差，人看起来愈来愈累，妈妈决定把她带去就医。

门诊的陈医生仔细检查后认为小苹身体没有明显异常，便为她贴上尿袋收集尿液送检。留尿的过程不大顺利，因为小苹拉扯尿袋，尿液漏到尿布里，门诊护士又为她重新消毒贴上第二个尿袋。这次小苹的妈妈盯着不让她再去摸尿袋，终于在到医院 5 小时后，小苹累到睡着时留到足以送检的量。

初步尿液检查结果显示尿液里有大量的白细胞，陈医生看了检查报告后，告诉妈妈她应该是泌尿道感染，便开了口服抗生素让小苹回家。服用了 4 次抗生素后，小苹的烧退了。退烧的隔天妈妈带她去复诊，陈医生告诉妈妈小苹这次发烧的原因是大肠杆菌引起的泌尿道感染。

当幼儿发烧持续 3 天以上却没有合并明显的呼吸道或胃肠道症状，医生评估后可能会安排尿液检查，以排除泌尿道感染的可能性。大人有泌尿道感染的时候会有尿频、尿痛、排尿时灼热感等症状。小朋友表达能力不足，包着尿布无法评估尿频，诊断泌尿道感染一定要依靠验尿。偏偏包尿布的小朋友留尿不容易，很多家长常会在门急诊等得不耐烦。

由于泌尿道感染绝大多数都是细菌所引起，需使用抗生素治疗，所以请焦急的各位爸爸妈妈在这时候务必要耐心等候。若及时送检，初步的尿液检查就可以诊断九成以上的泌尿道感染，也会开始治疗。确诊以及知悉引起感染的细菌种类须待尿液细菌培养结果，通常要 3 天以上。

既然确认是何种细菌引起至少要 3 天，那医生如何在早期对症下药呢？跟鼻咽部一样，人类的会阴部也有三雄割据，分别是大肠杆菌、克雷伯杆菌、变形杆菌。只要边防看似有漏洞，会阴三雄就会挥军进攻尿道这块肥沃的土地，一旦突破表皮和免疫系统防线，就可以攻下城池，造成感染。当初步尿液检查怀疑泌尿道感染，医生会给予针对这会阴三雄的抗生素治疗。不同于占领鼻咽部的鼻咽三强，肺炎链球菌、流感嗜血杆菌和卡他莫拉菌喜欢沿着呼吸道往下滑引起肺炎；会阴三雄喜欢逆流而上，逆着尿道往上游去侵犯肾脏，严重的肾脏炎症会造成幼儿永久的肾脏受损，不可不慎。

既然泌尿道感染可能对幼儿的肾脏造成永久伤害，是不是小朋友一发烧医生就该开始留尿做检验呢？不建议，留尿会让幼儿待在医疗院所的时间延长，接触到其他病童的机会提高，可能因此感染到其他病毒或细菌，当医生建议检查时再做即可。

在预防方面，平常使用清水清洁小朋友的会阴部即可，千万不要使用肥皂大力搓洗，过度清洁会伤害表皮，表皮受损等于是让泌尿道少了一道防线，细菌大军更容易长驱直入。虽然小男生的包皮很容易藏污纳垢，清洗时也是轻推即可，用力过猛也会造成表皮受伤，小男生包茎的状况会随着年龄渐长自然改善。除非包茎严重又有反复泌尿道感染，才考虑接受包皮手术来预防泌尿道感染。

第4章

告别过敏儿，
增强免疫力

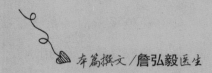

本篇撰文/詹弘毅医生

皮肤过敏（异位性皮炎、荨麻疹）、鼻炎、哮喘等，
这些都是在过敏免疫门诊经常见到的疾病，也是现代人常
有的问题。引起过敏疾病的原因很多，除了环境之外，还
有食物、遗传因素等。

父母在孩子成长的过程中，也不断面对感染和过敏的
挑战，然而这些疾病或是问题本身其实都脱离不了免疫系
统的范畴，因此在进入各种过敏问题前，我们可以先从我
们身体的"国防部"——免疫系统开始谈起。

01 奥妙的免疫系统
浅谈过敏与抵抗力

免疫系统是身体的第二道防线

"医生，我孩子怎么常常生病啊？"

"医生……为什么我孩子过敏得这么厉害啊？"

免疫系统对外负责抵抗所有外来物的入侵，对内负责清除身体坏掉或异常增殖的细胞，于外于内都是维持生理的重要角色。当外来的病原开始攻坚时，我们的第一道厚实的城墙，也就是外在的皮肤、体内的黏膜负责抵挡病原的入侵，同时产生很多的细胞因子和炎症介质，一边阻挡敌人入侵，一边通知后勤的免疫细胞开始要辨认这些外来的敌人，想出对策一一击破。第二道防线就是产生许多特异性的抗体与免疫细胞，能够准确辨认并且标记敌人，予以吞噬或毒杀，而主战场则会沦为炎症最厉害的地方，产生红肿热痛等反应。所以当免疫系统功能出现问题时，就会使病原轻易地长驱直入，造成严重致命的感染，临床上我们称为免疫缺陷病。

反之，当免疫功能过于旺盛时，则可能会错认自己身体的细胞，或是将无害的蛋白质当作敌人，反而产生过多不必要的炎症反应，临床上就叫作自身免疫疾病或是过敏疾病了。免疫系统乃维持中庸之道，才不至于过犹不及，要维持这种微妙的平衡，其中的机制之复杂，至今仍驱使免疫学专家不停地钻研。

如何增强免疫力？

所以到底我们该怎么增强我们的免疫力呢？中国人甚爱食补、药补，当然某些中医理论确实有些改善免疫力或过敏体质的方式，但有些草药会使免疫功能过分活化，反而诱发自身免疫疾病（**如系统性红斑狼疮、血管炎等**）出现。因此，若要寻求这方面的信息，一定要找合格的中医生方能得到专业且安全的建议。

另外，虽然政府监管力度不断加强，报纸、杂志、电台以及购物频道仍有一些缺乏科学根据的广告及刻意忽略副作用的报道，"先保证不伤身体，再追求疗效"似乎都不是这些公司所考量的，因此切勿听信网络谣言，道听途说而冒险让孩子做小白鼠。

我们可以替孩子做到的大方向有以下三点：

① 别怕生病，主动防疫

很多家长都有这样的经验，刚送孩子去上幼儿园就是噩梦的开始，可能半年到一年间都是大小病不断，找医生看病像打卡上班一样，家长的心理压力都很大，其实这个阶段家长可以把它视为免疫力的训练期，身体的国防部必须要有作战经验才会越来越强，通过感染不同的病原体，让身体渐渐地备好各式抗体好面对未来的再次感染，放长远来看都是好的。

对于过敏，学界一直有所谓的"清洁理论"，即适度的病原菌感染有助于调整免疫系统，导向非过敏的免疫反应。当然感染的大前提还是得预防严重并发症的发生，因此还需要和医生配合，不怕孩子生病，但要让孩子安全地度过每个感染，使免疫力更强。另外，有些疫苗的研究也显示有减少过敏发生的效果，因此按时接种疫苗也是增强抵抗力以及减少过敏的方法之一。

② 均衡饮食，多元摄取

对于食补，父母总希望给孩子最好的，但在此则必须强调"均衡"二字，诚如一些研究发现含 $\omega-3$ 脂肪酸的鱼类，如鲑鱼、鲔鱼、鲭鱼等，可以改善过敏，但鲑鱼、鲔鱼位于食物链顶端，食用太多则可能同时吃入太多残留重金属。另外，维生素 E 也有助于制造抗体，增加免疫细胞的活性，具有抗氧化效果，维生素 B_2、B_5、B_6 及叶酸则与抗体制造及维持细胞黏膜健康等免疫功能有关，但是许多研究也指出，大量摄取这些维生素其结果却不如预期。

除了吃进好的东西，我们也要小心吃进不好的东西，尤其是现在的社会环境，人工添加物和黑心商品很多，诸如塑化剂、漂白剂、硫酸盐类、地沟油等，都跟小儿过敏发生有关，所以不要让孩子偏食，摄取过量同样的食物或调味料。总之，放平常心给孩子均衡且多元的饮食，就足够维持正常免疫功能了。

③ 适度且规律的运动

许多研究指出中等强度且规律的运动可以促进免疫细胞以及抗体的生成，并且可以减少炎性介质的产生。因此，适当的运动不仅能降低呼吸道感染的机会，其抗感染的特性更可间接减少呼吸道过敏的症状。虽然如此，太过剧烈或高强度的运动却会使免疫力下降，使免疫细胞较倾向过敏反应，反而是反效果。所以运动本身还是要把握着中庸之道方能得到最大的效益。对于过敏的预防与改善过敏体质还会在之后的章节跟各位介绍。

02 一朝过敏，终身过敏？
关于过敏疾病的
自然病程

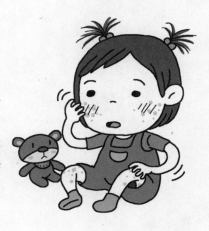

妈妈带1岁的小花来到诊间，伤心诉说小花已经看过很多医生，医生都说她得了异位性皮炎，也就是个过敏儿，难道她就永远要与过敏为伍了吗？医生安慰妈妈，其实过敏也是有可能会随着年纪变化以及不同的病症有所差别的，不一定就会永远这样。

什么是过敏体质？

说到过敏，很多家长或医生喜欢把"过敏体质"这个词挂在嘴边，但到底什么是过敏体质呢？免疫系统又如何被诱发出过敏的疾病呢？简单来说，过敏体质其实就是先天的基因变化，各种免疫环节基因有变化都有可能，可以是身体的屏障基因缺失，或是某些细胞功能或抗体基因的变化容易导向产生过敏反应。

所以可想而知，<u>过敏体质是会遗传的，根据调查，如果双亲都有过敏的症状或体质，则孩子身上有超过六成的机会同样有过敏的问题。</u>这结果听起来似乎令人沮丧，毕竟基因天注定，我们不能改变什么，但别忘了，不只是基因，后天环境中过敏原的持续刺激，才是催化这些基因开启的关键。

在孩子免疫系统不断成熟的过程中，若能减少这些基因开关打开的机会，或是能够启动与之拮抗的免疫耐受机制，自然不会产生这么多恼人的症状了。能够了解这点，就能知道防止环境过敏原的持续刺激对于过敏疾病的病程是多么的重要了。

过敏进行曲，你听过了吗？

大家也许有听说过过敏儿有着所谓的"过敏进行曲"，也就是在一岁前的阶段主要的过敏疾病为过敏性胃肠炎和异位性皮炎；过了两岁，渐渐地有些鼻子、眼睛的瘙痒，即所谓的过敏性鼻炎和结膜炎的产生；而到了三岁，慢慢地夜咳厉害，感冒咳嗽得拖个把月，则要小心气管过敏的问题了。

这样的现象其实也和宝宝免疫系统的成熟与外界环境的刺激有着密不可分的关系，在婴儿阶段，最开始接触到的过敏原就是从嘴巴进去的，因此最先有的过敏症状多在肠道以及过敏原随着全身循环表现在皮肤上。随着年龄增长，接受的呼吸道病毒感染机会变多，以及室外活动渐增，吸入型的过敏原就容易诱发鼻子和气管的过敏。所以有些爸妈看到 3~4 个月大的宝宝流点鼻水就很紧张地抱来问是不是过敏，基于上述的理论，医生当然会否定啦！当然每个宝宝的表现都不太一样，也不是一个理论都适用，不过如果家长有这样的概念，可以先了解不同年龄观察的重点。

异位性皮炎——来得快去得快

50% 的异位性皮炎 1 岁前就会发病，主要表现在脸颊、脖子、身体、手肘膝盖外侧干燥、发红、脱皮；30% 的孩子 1~5 岁时会被诊断出来，有些年纪大点的孩子会发生在肘窝或是腘窝等皮肤皱褶处。

异位性皮炎大多不会陪孩子一辈子，有研究人员追踪异位性皮炎的宝宝，到青春期大约有 65% 会改善，20% 会完全缓解，这可能跟免疫抑制系统成熟以及口服耐受性的成熟有关，所以爸妈也无须太过惊慌，只要在 1~2 岁前做好症状和环境过敏原的控制，大多数的情况会慢慢变好。不过仍有 15% 的孩子会一路陪伴到成人，这些孩子通常症状严重且侵犯的范围较广，严重影响生活品质，病灶处也会影响到孩子的自信。

虽然大多数的异位性皮炎可获得好转，但是到成人阶段可能还是有复发的机会，所以日常生活的皮肤保养对于曾有过异位性皮炎的患者来说，无论何时都是非常重要的。

鼻子过敏——跟你长长久久一辈子

过敏性鼻炎则是个令人困扰的问题，孩子在 2~3 岁间就可能陆陆续续有季节变化造成的鼻涕、鼻塞、鼻痒，而大部分的过敏性鼻炎在小朋友 6 岁时，都会被医生告知或诊断。

虽然过敏性鼻炎不至于严重到有生命危险或是有碍美观，但不幸的是只有 10%~23% 的小朋友在成长阶段完全缓解，换言之，有四分之三的小朋友到大人阶段还是鼻子像气象台一样，只要变天或是空气污染较严重时，就鼻涕直流，这个现象在城市尤其明显。

所以有爸妈问我，鼻子过敏会不会好？我只好摸摸自己过敏的鼻子说，大多很难好。纵使如此，我们应该还是要为了成为那变好的四分之一而努力，减少孩子长大后生活上的不便，甚至需要动手术的机会。

哮喘儿幼年喘吁吁，但会渐入佳境

哮喘多在婴幼儿期发病，大约 35% 的小朋友在学龄前就开始有症状产生，包括慢性的咳嗽、反复的喘鸣声，甚至是喘起来的情况，有些孩子可以早在 1 岁后就有类似的经验了，有 75% 的哮喘患儿在 5 岁时已经有过症状。虽然这些常跑急诊或是久咳不愈的情况，都会让家属很担心会不会就变成医院或门诊常客，但事实上这些哮喘小朋友中三分之二进入小学阶段都会变好，在小学持续哮喘的孩子们又有三分之二进入青春期时会好转。

也就是说，会从小开始变成持续的成人哮喘大概只有 10%～20% 的机会，但哮喘病可说是不在乎天长地久，只在乎曾经拥有，小时候曾经哮喘的成人，也有可能受到空气污染等因子诱发，再次出现胸闷不适等症状，还是要小心。

虽然过敏疾病的成因皆大同小异，但是其病程却大不相同，正所谓"知己知彼，百战不殆"，可以多多了解这些过敏疾病的自然病程，也就不至于产生无谓的恐慌，反而可以好好落实周围环境与自身的保养，缩短病程早日康复。

03 吃这个也痒、吃那个也痒

如何检测出过敏体质？

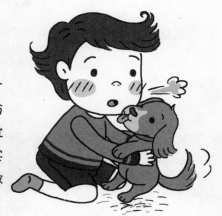

5 岁的丹丹常常吃这个也痒吃那个也痒，只要家里打扫，他就鼻涕眼泪纷飞，去朋友家和小狗开心玩耍后回家就是灾难的开始，一直喘个不停，妈妈实在很想知道他是不是对什么东西过敏呢？是不是有什么东西不能碰呢？

过敏体质的指标还无法量化

前面讲了很多所谓的过敏体质，感觉似乎隔层纱摸不着边际，很多人就会想，是否有量化的数字可以"知道"自己是不是有过敏体质？很多的基因研究也正如火如荼地进行，看看是否带有某种基因的人就比较容易过敏，只是目前还没有一个很明确的定论，事实上也很难有什么明确的结论，毕竟过敏反应过程中参与的因子太多且太复杂了。

不过，检测过敏反应的下游产物——免疫球蛋白 E（Immunoglobulin E,IgE）约略可以用来代表个体的过敏情况，甚至可以通过检验针对某些过敏原的特异型免疫球蛋白 E 来推测人体实际接触这些过敏原时会不会产生症状。后面就为各位介绍一些检查方法。

皮肤点刺作过敏原测试

这项检查是使用多年且十分敏感的检查，测验方法是将怀疑的过敏原依照标准的制备以及浓度，皮下点刺于皮肤，通常注射在前臂内侧或是背部，看看注射处在过了 15~20 分钟后有没有局部产生红肿凸起，像蚊子叮咬般的过敏表现，如果有，即代表对该过敏原会产生过敏反应（**如附图一**）。

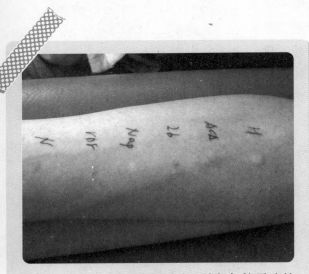

附图一 皮肤点刺过敏原测试，肿起如蚊子咬的样子为阳性反应。

这项检查的好处就是快速而敏感，可以直接观察过敏原在患者身上的反应，缺点就是皮下点刺或注射仍会造成疼痛感，而且若是一次要测许多种过敏原，就要在皮肤不同位置打上一个个过敏原的洞，通常小朋友的接受度不高。而且这种检查受患者目前服药的影响，如果在吃抗组胺药或是抗抑郁剂或 H_2 受体拮抗剂，则需要先停药 2 天到 2 周不等，取决于使用药物的半衰期，在使用口服糖皮质激素的小朋友则不受影响。另一项风险是有极少数的患者可能会诱发全身性的过敏反应，由于是将过敏原打入皮下，若是过敏反应严重的话有可能会出现喘憋、心悸、低血压等需要紧急处理的情况。一般要做这项检查，相关的急救措施都必须要准备好。

特异型过敏抗体测试

这项检查是属于体外的检查，测验方法简而言之是抽血之后将血清与不同的过敏原作接触，如果血清中有针对某种过敏原的特异型免疫球蛋白 E，就可以被检测出来，体内有较高浓度的特异型免疫球蛋白 E，也意味着实际碰到这样的过敏原，较可能引发过敏症状。

一般建议最好在 2~3 岁后做这样的检查，若有明显的异位性皮炎也可以考虑提早检查。这项检查的优点在于，仅需抽取少量的血液就可以完成，一次可以检测多种过敏原，且不受患者本身服用药物或是皮肤状况的影响，不会有引发全身过敏反应的风险，是个相当方便的检查。缺点就是，无法实际呈现过敏原在体内的作用，且无法马上知道结果。不过近年来技术相当成熟，与皮肤过敏测试的准确率几乎一致，所以大部分医疗院所都比较倾向使用特异型过敏抗体测试来取代传统的皮肤测试。

另外，坊间还有所谓的"慢性过敏抗体检查"，这是检测血中不同过敏原的特异型免疫球蛋白 G 的浓度，这项检查的解读则要特别小心，因为免疫球蛋白 G 并非急性或慢性过敏时才会产生的抗体，而是只要接触过外来的过敏原就会产生，所以它并不能代表典型的过敏反应，更不能当成慢性过敏的指标。

脐带血免疫球蛋白 E 检测

有一部分研究认为，胎儿脐带血中的免疫球蛋白 E，与未来长大后产生过敏疾病有关，做这样的检查可以给父母参考自己的宝宝是否有日后过敏的倾向，在环境的控制以及食物的选择上可以多加留意。但脐带血中的免疫球蛋白 E 也可能受到妈妈本身过敏以及妈妈所处环境的影响。在 2013 年临床免疫的权威期刊也报道了这样的信息，发现某些宝宝脐带血的免疫球蛋白 E 有相当程度是从妈妈来的，所以如果检验到高浓度的免疫球蛋白 E，可以在 6 个月大之后再测测看，血中的免疫球蛋白 E 是否仍高。

现在已经有许多方法可以检验是否有"过敏体质"或是"对什么东西过敏"，下一步父母就会问："我宝宝检测到某某食物过敏是不是就代表完全不能吃了呢？"在这边还是要特别强调，过敏反应并非一成不变且有着相当复杂的机制，我们还是得就"病"论"病"，如果是 1 岁前的异位性皮炎，检测到有食物的过敏，原则上是尽量避免。但如果是过敏性鼻炎和哮喘的话，吸入性的过敏原就和症状严重度有很大的关系，然而食物过敏就得要看临床症状了，因为食物过敏的确定诊断还是得靠临床反应，且年龄越大口服的耐受性会越好，除了参考体外的过敏原测试，实际观察小朋友吃下食物后的症状也是比较重要的。对于过敏原检查的概念以及结果判读，你可以找免疫科医生好好谈谈，相信会有一个比较正确的认识。

04 妈妈过敏、宝宝也过敏
产前如何预防
宝宝过敏?

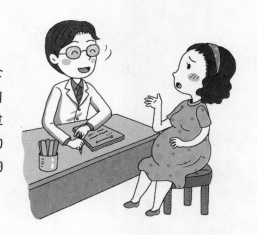

陈太太挺着大肚子来到诊间，她并非不小心走错诊间跑到儿科的，而是她一直有哮喘和过敏性鼻炎的问题，很怕她未来的宝宝会步上她的后尘，特地来询问医生有什么解决之道？

妈妈先做好环境工程

之前的章节有提过，过敏体质是会遗传的，尤其是妈妈的角色占有很重要的因素，因为除了基因遗传方面的问题，妈妈更是提供宝宝生长过程所处的环境，一些学术研究也发现，某些容易引起过敏的食物有可能经过分解之后，经由胎盘传至胎儿身上，引发过敏反应。因此或许做好怀孕时的环境工程，就可以使宝宝在发育阶段不受林林总总的过敏原刺激，避免影响免疫系统的发育。

孕妇什么东西不该碰？

从怀孕开始，妈妈吃什么，宝宝就吃什么，妈妈的营养通过脐带血管给予宝宝，同时一些已经分解过的过敏原就有可能经由脐带也一并送给宝宝。在宝宝成长的过程中，免疫系统也正如火如荼地建立，受到这些物质的刺激就有可能会产生反应。

因此，一些研究也发现，宝宝出生后纵使只喝奶，却还是可以在血中发现特异型的免疫球蛋白 E，去认识宝宝从来未接触过的过敏原，当然极有可能是在妈妈肚子里就已经接触过了。

所以如果是本身有过敏的妈妈，一般还是建议在怀孕过程中尽量少让自己处在过敏的状况，例如时常哮喘发作、异位性皮炎或是过敏性鼻炎发作，一方面可以减少药物的使用，另一方面也减少血液中的炎性物质，进而减少对胎儿的影响。所以妈妈如果确定会过敏产生症状的东西，当然建议不要接触。

那些比较容易过敏的食物呢？也是完全不能吃吗？这倒也不尽然，综合许多相关研究发现，在怀孕期间完全不碰任何高过敏的食物，反而无法降低宝宝日后患过敏疾病的几率，而且这些可能引起过敏的食物包括牛奶、蛋、肉类等，又是怀孕妈妈所需要摄取的营养来源，别为了避免过敏反而影响到宝宝的发育了。

除了食物，尘螨、空气污染、香烟等吸入型的过敏原，有过敏体质的妈妈也应该尽量避免，可以在卧房内使用空气净化器以及防螨寝具，绝对的禁止吸烟或是二手烟，香烟中的尼古丁等有害物质，不但会增加宝宝流产及死亡的风险，也同时增加日后呼吸道过敏的几率。

"那家里还可以养宠物吗？"这也是很多家里养狗、养猫的妈妈们的疑惑，其实宠物本身有时候对于培养免疫的耐受性反而是有帮助的，这部分的研究仍在进行中，目前还没有一个绝对的定论，因此不用急着在发现自己怀孕之后不舍地把猫、狗送出去。一切还是回归妈妈本身，如果不会因为宠物而使妈妈过敏症状变严重，那还是留着陪妈妈吧！在怀孕过程中有狗狗猫猫的陪伴也是有治愈的效果呢。

准妈妈们除了别让自己过敏，当然还很关心吃些什么东西能预防过敏。这部分其实医界也正大伤脑筋，目前相关的研究论文众说纷纭。

◉ 益生菌

目前比较热门的，如益生菌，早在 2001 年芬兰做的大型研究就发现，妈妈在怀孕时补充益生菌，加上宝宝出生后也服用益生菌一段时间，可以大幅降低宝宝在 2 岁时发生异位性皮炎的机会，然而这些使用益生菌的宝宝追踪到 7 岁时，虽然异位性皮炎减少了，但哮喘和鼻过敏却高了 2~3 倍。

所以说，如果为了预防异位性皮炎的话，吃益生菌也许会有帮助，但对于预防过敏性鼻炎和哮喘就不用太期待了。加上市面上相关产品琳琅满目，有些广告更有夸大之嫌，因此挑选上也应该特别注意具有健康食品认证的益生菌，一样如前所述，至少先保证不伤身体再追求疗效。

• 鱼油（DHA，EPA）

补充 ω-3 不饱和脂肪酸（**如鱼油、鳕鱼、鲑鱼或有添加 ω-3 不饱和脂肪酸的乳制品**）也有可能对过敏有帮助。ω-3 不饱和脂肪酸被认为可减少体内炎性物质产生，以及减少免疫球蛋白 E 引起的过敏疾病。

许多研究发现，怀孕时、哺乳时或宝宝早期补充 ω-3 不饱和脂肪酸（**如 DHA，EPA**）可以降低异位性皮炎的发生率及严重度以及降低食物过敏的风险。有些研究还显示，能降低呼吸道感染以及呼吸道过敏的机会，但目前学术界仍没有很一致的结论。不同的年龄层及群体应该要怎么吃且吃进多少的 ω-3 不饱和脂肪酸才足够影响过敏疾病的发生，这也是目前科学家们所致力寻找的目标。

所以说，对于鱼油以及益生菌等保健食品应该保持淡定的态度，也就是不用一头热地去相信这些效果有多厉害而大吃特吃，应该要去了解它们在预防过敏这块领域中扮演着什么样的角色，如果你愿意尝试，就在均衡饮食的前提下补充，毕竟均衡的饮食以及健康的妈妈才能给宝宝免疫系统发育最基础的帮助。

分娩方式和过敏也有关？

妈妈的分娩方式是顺产还是剖宫产，在过敏疾病发生上也有关系。这个论点主要是注意到宝宝出生后会接触到的环境，可能影响宝宝肠道内的菌群，如同益生菌广告说的，希望把好菌留在肠道里。

自然娩出的宝宝肠道内的菌种会比较像妈妈产道内的菌种，包括乳酸菌等，这些菌种对肠道的免疫力以及减少过敏都有一定的帮助；但如果是剖宫产的宝宝，肠道内的菌种就比较偏向是妈妈皮肤上的细菌，包括葡萄球菌等，这些细菌不但在宝宝肠道没有保护的能力，甚至有可能是过敏的帮凶。

之前章节也提到过宝宝出生后很多的过敏原都是从口入，因此如果宝宝肠道内的菌群保护力足够，那也不用多吃什么益生菌自然就百"敏"不侵了。综合许多文献的研究发现，顺产的妈妈并且哺喂母乳，可以让宝宝的肠道菌群是最健康的，过敏疾病发生的风险就低于剖宫产了。

詹医生来总结

这个章节总结以上所言，预防过敏可以在宝宝未出生就开始了，尽量避免妈妈会过敏的东西，也尽量远离空气污染以及二手烟，在均衡饮食下若仍想补充一些调节免疫功能的食物，则可以选择适量的益生菌与富含 DHA 的鱼类或鱼油，并且选择自然分娩且哺育母乳，期望过敏妈妈也可以养出不怕过敏的宝宝。

05 让过敏儿变健康
产后如何预防
宝宝过敏？

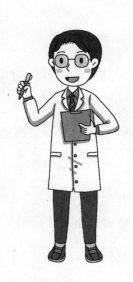

●●●

　　过了数个月，上次的陈太太又来了，但是这次她手上可是抱了个小娃儿，是的，担心过敏的她又来询问该怎么好好照顾，好让她的孩子可以跟过敏说掰掰。这个章节我们着重讲过敏疾病的初级预防，特别是小宝贝的预防过敏策略，给新手爸妈们做参考。

母亲的最佳武器——"哺喂母乳"

　　近年来，由于母乳喂养知识的宣传，许多爸妈都已经了解了母乳的好处，对宝宝来说，母乳营养价值较高以及拥有配方奶所不能取代的抗体，好消化、好吸收，对于智能发展也有帮助。

对妈妈来说，喂母乳可以加速身体恢复、降低妇科癌症风险、增进亲子互动以及省钱，好处多多。因此，国家卫计委特别呼吁国人重视母乳喂养，争取实现 2020 年 6 个月以下纯母乳喂养率 50% 的目标。

就预防过敏方面来看，母乳也扮演着重要的角色。首先，宝宝肠道的免疫机制尚未成熟，许多牛奶蛋白的过敏原很容易长驱直入而诱发过敏反应，所以在哺育母乳下，宝宝就比较少的机会接触到牛奶蛋白，牛奶蛋白过敏在食物过敏与异位性皮炎的成因中占有一席之地。

其次，前章提过宝宝的肠道菌群与免疫耐受性的养成及抵抗外来物质的能力都相关。母乳中含有许多可以促进肠道益生菌生长的物质，并且有免疫球蛋白 A 的分泌，可以加强肠道对于外来物质的防御能力，还有长链不饱和脂肪酸（如 DHA）等物质，可调控免疫功能及耐受性。许多医疗机构建议纯母乳喂养 4~6 个月，可减少日后过敏症状的发生。

部分水解低敏配方奶粉的使用

当然不是所有的妈妈都能成功地纯母乳哺育，那该怎么办呢？就预防过敏的观点来看，第二选择就是部分水解的低敏奶粉。这类奶粉的设计就是利用酶将容易致敏的牛奶蛋白切碎，细到宝宝的免疫系统认不出来，并且使用在母乳蛋白中比例较高的乳清蛋白（Whey protein），乳清蛋白目前被认为是比较容易消化、好吸收，且不易诱发过敏的蛋白。

某些部分水解配方更可以做到将牛乳蛋白容易过敏的片段破坏，而留下不会过敏的片段，利用这些片段来引发宝宝免疫的耐受性，耐受性的诱发是全水解奶粉或是均匀切割的部分水解奶粉做不到的。

当然，有些妈妈担心会有营养不够的问题，其实这些配方奶只是先将蛋白质切碎，其热量以及必需氨基酸都不比一般奶粉少，因此可以长期喂食，不会有营养不够的问题。

如何帮宝宝选择辅食？

辅食的添加对宝宝来说，可想而知是外来物质的新挑战，因此在比较早期的认知里，都建议有过敏风险的宝宝辅食的添加尽量晚一点，期望等肠道的发育好一点，才可减少过敏原的入侵，听起来似乎蛮有道理的，也确实在 2003 年由世界卫生组织（WHO）做出这样的建议。

然而，随着近几年各种研究结果的出炉，这个观念已经被各医学会修正了，甚至近年的研究显示及早给予辅食不但不会诱发过敏，反而有可能可以降低日后过敏的机会，因此美国儿科学会、欧洲小儿胃肠营养学会都做出以下的建议：

①如果可能，纯母乳哺育 4~6 个月。美国儿科学会建议可使用部分或完全水解奶粉取代母乳不足的部分。

②辅食可在 4~6 个月大开始尝试添加，不需要晚过 6 个月大。

③目前没有证据证实，延后添加高过敏风险的食物（**包括海鲜、蛋类、坚果等**）对异位性皮炎等过敏疾病有帮助，故不需要延后添加。

虽然目前医学会的共识是什么都可以吃，但辅食添加的顺序还是可以先添加较不易过敏的食物，再循序渐进地添加较易引起过敏的食物，基本上也属于比较保守而安全的做法。例如，可以先尝试米粉、米汤，而面粉、面包等较晚；叶菜类如白菜、卷心菜较先，而根茎类的食物较晚（主要因其中含有不少酶类的过敏原）；肉类以猪肉较先，而牛肉、鸡肉则较晚；水果多不忌口，但仍须注意观察易过敏的水果如猕猴桃、芒果、草莓等食用后有无出现症状。总之，添加辅食的大原则还是以单项添加，尝试 3~5 天就可以很简单地观察是否有过敏症状产生。

年龄稍大的孩子则是要尽量避免让他们吃高油脂、高热量的食物，很多来看过敏的孩子都是小胖弟、小胖妹，养得很好是没错，只是长期食用高油高热量的食物可能会使体内的炎性物质增加，反而容易加重过敏疾病。

另外，在当今社会中许多的人工添加剂以及塑化剂充斥于环境和食物中，如滥用抗生素以及生长激素的家禽、家畜，使用塑化剂的食物以及包装，都有研究证实对过敏疾病有影响。另外抗氧化物的摄取也很重要，当然，我并不建议大家买名贵的健康食品食用，一方面花钱，另一方面这些维生素过量摄取也不是好事，由天然食物补充即可，包括有色蔬菜（**补充胡萝卜素**）、新鲜蔬果（**补充维**

生素 C）、大豆或玉米（补充维生素 E），多样化且均衡的营养摄取才能收到抗感染、抗过敏的效果。

从宝宝居住环境开始改善

环境的变因远比食物要来得复杂许多，因为宝宝身处的环境有太多变化了，因此这方面的研究变得相当棘手，结论有时候和推论大相径庭，所以到目前仍然未有个共识。可能大家都觉得远离环境中的过敏原应该可以让宝宝免于诱发过敏不是吗？早在 20 年前就有学者找了 500 多个过敏高危险的宝宝分成两组，一组积极除尘螨、禁烟、禁宠物，母乳或水解低敏奶粉喂养，另外一组作为对照组什么都不管，追踪到孩子 7 岁时发现，有积极作为的组别患哮喘的几率明显小于对照组。2006 年澳洲的研究却发现，积极降低环境中的尘螨没办法降低日后哮喘的发生率。同样的，在积极避免宠物接触的研究上也是常常出现矛盾的结论，甚至有些研究指出饲养宠物可能可以降低气管过敏的发生。这些矛盾其实在学术界很常见，不同的切入观点，不同的实验设计有时候就会出现相反的结论，原因还是在于我们身处的环境真的太复杂了，没办法有一个单一的模式或实验设计可以解释所有现象。

所以目前我们只能推论，只想排除单一环境过敏原的方式对于预防过敏是没有效果的，想要全面降低环境中一切过敏原也许可以考虑，但是实行上会相当的困难，毕竟我们没办法整天把宝宝关在房间里，又把房间弄得跟无尘室一样干净。因此对于这些过敏原，妈妈们也不需要太过紧张，维持基本的清洁以及良好的通风环境，别乱遗弃宠物，细心观察宝宝有无过敏症状。但在此还是要特别强调，对于已经有过敏症状的孩子，不管是异位性皮炎、哮喘、过敏性鼻炎，这些环境过敏原就应该要积极避免，以免症状加剧。

让宝宝住在无烟、干燥的环境

目前已被广泛证实必须要避免的是二手烟，前篇提过怀孕时抽烟以及二手烟会影响胎儿的过敏发生率，出生后香烟里的物质更会直接影响宝宝，尤其在关键的前4个月，都会造成日后气管容易过敏，不可不慎。

另外，居家环境若太过潮湿就容易造成真菌滋生，以及室内换气不足，目前也被认为是影响小朋友健康以及过敏的因素之一，尤其是多雨潮湿地区，维持良好的通风与室内湿度也是可以考虑的预防措施。

不干不净，吃了不会没病

之前提到所谓的"清洁理论"，也就是说太干净的环境且减少感染的接触反而会使得过敏增加，所以我们应该模拟过去的日子在田间长大，不干不净吃了生病，过敏就不见了吗？其实倒也不尽然。

虽然适度的感染有助于免疫力的调节，减少过敏的发生，但有些病原菌却被点名是造成日后过敏的帮凶之一，比较有名的就是呼吸道合胞病毒（**Respiratory syncytial virus**）、鼻病毒（**Rhinovirus**）

和肺炎支原体（**Mycoplasma pneumoniae**），这些病原菌感染过后容易将免疫反应导向过敏。<u>许多研究也发现，小于 1 岁患过呼吸道合胞病毒或鼻病毒造成的下呼吸道感染，跟学龄时发生哮喘有正相关。</u>而使用对抗呼吸道合胞病毒的免疫球蛋白做预防的话，可以使日后哮喘的发生降低。

鼻病毒与支原体感染目前没有好的预防方法，就算是呼吸道合胞病毒感染有免疫球蛋白可以预防，但是考量其成本，实际执行面仍有困难。所以，最有效的预防办法就是远离这些病原体。1 岁以下的小朋友还是尽量少去人多密集的公共场所或亲戚朋友社交场合，因为这些病原体总是喜欢在小朋友间传来传去。

詹医生来总结

以上说了这么多，我们归纳几个重点如下：

1 纯母乳喂养至少到 4～6 个月大，替代乳品可以选择乳清蛋白的水解低敏配方奶粉。

2 辅食不需延后添加，可在 4～6 个月大开始，先添加较不易过敏的食材，再循序渐进，一样一样添加新食材。

3 尽量避免高油高热量食物，抗氧化物可以由天然蔬果摄取。

4 目前没有证据避免单一过敏原可以改善过敏，唯有避免二手烟、空气污染以及尽量减少摄取人工添加剂、塑化剂等刺激物，可能可以降低过敏发生。

5 维持室内良好通风，减少真菌滋生可能可以减少疾病以及过敏发生。

6 减少呼吸道感染的机会，做好感染控制可以减少呼吸道合胞病毒、鼻病毒和支原体的感染，进而减少过敏反应的诱发。

06 让人又爱又恨的糖皮质激素

是过敏儿的救星，还是毒药？

奶奶带着孙子阿宝的药袋来诊间，劈头就问："医生啊，我孙子昨天整晚咳、还说不出话，真是吓死我了，半夜带他去附近急诊，又吸蒸汽又带吃的药回家，可不可以帮我看看是什么药啊？"

医生细心将药单念下来并且说明药的用途，突然念到一种药，奶奶拉高分贝说："什么？激素！这种药不是吃了会脸肿起来、长不高，唉呦！我乖孙怎么给医生害到了啦！"医生只好先安抚奶奶激动的情绪，再娓娓道来糖皮质激素的故事。

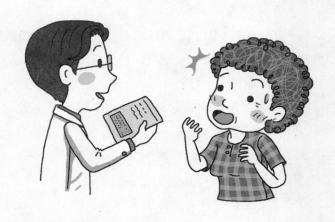

什么叫糖皮质激素?

其实严格来说，用来对抗炎症的激素应该称为糖皮质激素（Glucocorticoid），这不是什么实验室发明的新玩意，而是本身就存在我们的肾上腺里，在许许多多的生理功能中都扮演着重要的角色。早在20世纪40年代，就有科学家对肾上腺激素有兴趣，并且尝试合成这样的物质，这项研究使得这些科学家获得1950年的诺贝尔生理学或医学奖，显然在当时是个了不起的研究，他们发现这样的激素居然可以让类风湿性关节炎的症状改善。

第一个由实验室合成的糖皮质激素就叫氢化可的松（Hydro-cortisone），其后发现氢化可的松用在治疗皮肤疾病、强健运动员体魄等，都有显著的效果。随着技术的进步，陆陆续续有改良特化的糖皮质激素诞生，主要用于过敏疾病的糖皮质激素都有较氢化可的松更强的抗炎作用，但对其他生理功能如肾脏的钠离子再吸收的影响较轻微，水肿的副作用也相对较小。

对于过敏疾病，糖皮质激素不但可以自上游阻断炎性物质的产生，更可以影响参与过敏反应的白细胞的移动，促使其中担任重要角色的嗜酸性粒细胞（Eosinophil）的死亡，其他在过敏反应中会活化的肥大细胞（Mast cell）等，也会被糖皮质激素抑制，而不能释放炎性物质。所以不管是异位性皮炎、哮喘或是过敏性鼻炎，都可以得到全面性的缓解。因此，在急性发作期或比较难控制的过敏疾病，医生会根据病情考虑给予口服或针剂的糖皮质激素数天不等，以快速达到疗效，后续再回到一般的用药。为了减少糖皮质激素全身性的吸收，有外用的药膏以及吸入型糖皮质激素、鼻内糖皮质激素的制剂，尤其是吸入型及鼻内剂型的糖皮质激素控制效果好且副作用少，可以作为长期控制哮喘和过敏性鼻炎的药物。

糖皮质激素的副作用

糖皮质激素最为人熟知且惧怕的就是它的副作用，但这些副作用往往是长期使用的结果，我们简单整理这些跟儿童使用有关的副作用如下：

① 抑制骨骼发育

糖皮质激素会抑制骨的形成并促进骨的分解，所以容易造成骨质疏松、孩子的发育变慢，这也是许多家长很担心的问题。当然，使用较高剂量且较久的糖皮质激素确实会影响孩子的身高，但一经停药后，多半都会再赶上来，这是身体自然的调节机制，特别要注意的是青春期及 2 岁前这两个时期尽量不要长期使用糖皮质激素，因为这两个阶段身体发育速度都很快，如果受到长期的抑制就可能无法追赶上来。而吸入型或鼻喷剂型糖皮质激素对身高抑制的效果就更低了（低于 1 厘米），大剂量应用时确实会稍微影响身高发育，以 2~10 岁的年龄段较易发生，不过停药后都会慢慢赶回来，不影响成人身高。

② 降低免疫力

糖皮质激素有抗炎以及抑制免疫细胞的效果，因此，使用后身体的防御力会因此减弱，而有感染的风险。高剂量的糖皮质激素刚开始使用就有免疫抑制的效果，而使用长期低剂量的糖皮质激素同样会影响到一些专一性的免疫功能，常见的感染包括疱疹病毒感染、念珠菌等的真菌感染、皮肤上的细菌如金黄色葡萄球菌的感染，少数因为长期免疫力低下才易患的结核菌感染或是伺机性的感染也可能发生。

③ 影响内分泌代谢

糖皮质激素同源于肾上腺素，因此也会影响到其所控制的生理功能，长期使用容易造成高血糖、高血脂、肥胖、电解质不平衡等问题，坊间所谓的满月脸、水牛背就是指这些内分泌失调以及水分不正常堆积造成的症状。

另外，长期使用糖皮质激素可能会因此抑制下丘脑 – 垂体 – 肾上腺轴的功能，结果就是当身体突然需要大量肾上腺素时，如遇上感染、手术、外伤等状况，这条被抑制的通路无法提供足够的肾上腺素分泌而造成危机，医学上我们称肾上腺危象（**Adrenal crisis**），这是有生命危险的重症。

④ 视力减退

对于儿童来说，长期使用糖皮质激素需要小心引发白内障，根据研究发现，儿童比成人更容易发生这样的副作用。另外，还可能因眼压过高造成青光眼，以及免疫力低下造成眼部感染。

⑤皮肤发生变化

皮肤的副作用常发生在长期使用局部涂抹糖皮质激素，包括角质层萎缩、多毛、皮肤变薄且微血管扩张。另外，还可能产生类似妊娠纹的横纹。除了影响美观，皮肤变薄对异位性皮炎可不是什么好事，因为皮肤屏障被破坏掉会加重日后过敏的机会，形成恶性循环。

⑥引起胃肠道不适

使用糖皮质激素会促进胃酸分泌，抑制黏液的分泌，容易诱发胃部溃疡，有这样风险的病童使用糖皮质激素时会建议跟着食物一起服用，添加制酸剂或是预防溃疡的药物以降低发生率。另外也可能会碰到呕吐或是胃食道反流的问题，这些症状也可以用上述的方式预防。因免疫力低下造成的鹅口疮及真菌性食管炎，有时候也需要搭配使用抗真菌药物。

正确认识糖皮质激素

糖皮质激素确实是一把双刃剑，可以有"仙丹"般的强大抗炎效果，却也带有许多的副作用，但我们不能因为害怕就一味地抗拒。这些副作用发生的前提都是"长期"或"高剂量"的使用，也就是至少用了数个礼拜至数个月才可能会发生。就过敏疾病而言，医生几乎不会这样用。全身性地应用糖皮质激素，通常扮演着一个救火队的角色，先快速给予几天糖皮质激素把过敏的熊熊火焰扑灭，再依靠居家护理、药物维持后续的治疗。

我们比较担心的是一股脑儿地拒绝医生使用这样的药物帮助病童，反而使急性过敏的战场持续造成无法恢复的伤害，使周边组织肥厚而纤维化，失去原本的功能，而这样的伤害就会永远存在。

现在局部涂抹、吸入型、鼻内型糖皮质激素的吸收率是远远小于口服或针剂型，这些新研发的药物提供了一个更安全、更有效的抗过敏的途径。虽然全身性的反应微乎其微，但仍要注意局部的免疫抑制，因此在使用上需要仔细聆听医生的指导。

让我们了解糖皮质激素，不怕糖皮质激素，更能善用糖皮质激素，把副作用减到最低，而将药物的功能发挥到最大，使病童的过敏疾病可以得到最佳治疗。

07 咻咻声、咳嗽声不断
我家也有哮喘儿!?

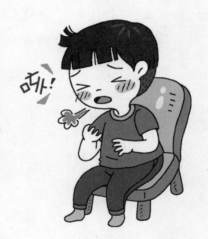

皮皮自从3岁以来就感冒不断，每每去诊所，医生都听到咻咻的声音，甚至有时候咳到晚上起来吐，偶尔还喘到跑急诊吸药，辗转来到小儿过敏科，才知道原来是哮喘在作怪，到底哮喘是什么样的疾病呢？

哮喘儿越来越多

近年来我们发现患哮喘的孩子真的越来越多了，俨然是学龄儿童间的文明病。因为台湾地区湿热的环境气候，确实是许许多多过敏原的温床，加上城市人口的过敏体质演变，都间接造成小儿哮喘的患病率节节攀升。在台湾地区，儿童哮喘的患病率从1974年的1.3%上升至2005年的16%，甚至在台北市这种城市2007年的统计可以到 20.3%，也就是说，这 30 年间患病率增长近 20 倍，5 个孩子中就有 1 个孩子有哮喘的问题，所以如果医生说孩子有哮喘，搞不好孩子比大人还镇定，还会跟你说班上谁谁谁也一样咧！

医生如何诊断出哮喘？

哮喘其实一直都没有一个很好很客观的工具做判断，所以大多是靠临床医生的经验判断以及追踪观察，哮喘的症状又分以下两种表现型：

① 唱歌型

所谓唱歌，就是听到喘鸣声（*如吹哨子般的尖锐声音*），是最典型的症状，这种声音出现意味着气管已经因过敏而挛缩狭窄，可能会伴随呼吸急促，甚至呼吸窘迫要跑急诊的状况，也就是顾名思义的"哮喘"，到这地步其实很好诊断，不过仍然要排除一些感染造成的呼吸窘迫或异物吸入、心脏疾病等同样会造成喘鸣的疾病。

② 酷酷扫（咳嗽）型

很大部分的孩子不见得一定会喘，他们可能用久咳、夜咳来表现，也许一开始症状像感冒，但是"此咳绵绵无绝期"，一咳就是至少数周到数个月以上，甚至晚上咳到醒、咳到吐。细心的家长可能会发现天气变化、打扫环境、剧烈运动或情绪激动时会咳得更凶，有时可能合并感冒症状一起来。

以上这两型的症状可能会一起出现，或是先后产生。除了症状，还可以考虑孩子是否有其他的过敏疾病如合并异位性皮炎或过敏性鼻炎、结膜炎，或是双亲有过敏病史，抽血检验免疫球蛋白E来帮助诊断，或者尝试使用哮喘的治疗看症状有没有得到改善。家长可以参考后面的诊断问卷（**附表一**）看看家中6岁以上的孩子是不是有可能有哮喘问题，再进一步寻求小儿过敏科医生的帮助。

5岁以下的孩子要诊断哮喘，难度又更高一些，主要是因为这些孩子喘鸣或慢性咳嗽不一定就是哮喘，有可能是感染、先天性呼吸道结构异常、先天性心脏病、胃食道反流等引起的症状，需要详细问诊及听诊排除上述的鉴别诊断才能下结论，有时候临床上医生也许会进行试验性的治疗来帮助诊断。

虽然早期诊断的难度高，我们还是有一些线索可以参考，例如：有没有针对过敏原的特异性抗体出现？父母有没有哮喘？之前有没有异位性皮炎等，来预测这些喘鸣咻咻叫的孩子未来患哮喘病的可能性，即是所谓的哮喘预测指标（**附表二**）。如果孩子3岁以前有反复咳嗽、喘鸣，合并有一个主要危险因子或两个次要危险因子，将是没有危险因子的孩子在未来6~13岁间患哮喘的几率的4~10倍。所以如果家中的宝宝时常喘鸣，父母们也可以参考这些指标了解转变成哮喘的可能性，及早与医生配合治疗及追踪。

哮喘的诊断工具

当然哮喘的诊断还是有些工具可以加以利用，较大已经学龄的孩子可以安排肺功能检查，主要是通过第一秒用力呼气容积（FEV_1）和用力肺活量（FVC）的比例来评估是不是有呼吸道狭窄的问题，通常第一秒应该用力呼出大于 75% 的量（FEV_1／FVC 大于 75%），儿童应大于 85%。

比较简单方便的肺功能测定则是使用呼气峰流速（Peak expiratory flow，PEF），这是估计用力快速呼气时，所瞬间吐出气流的最大速度，当呼吸道越是狭窄阻塞时，瞬间吐出的气流速度就越慢，可以对照小朋友该年龄身高的呼气峰流速（PEF）预估值，看看是否差太多，若是差到预估值的 80% 以下即意味着小朋友有至少中等程度的呼吸道狭窄。这样的工具也很适合给哮喘的孩子每天在家监测肺部的状况。肺功能的应用则是可以做可逆性的试验，也就是在哮喘发作时使用吸入型支气管扩张剂或糖皮质激素治疗后，FEV_1 提高 15% 以上，或呼气峰流速提高 15% 就表示对哮喘的治疗反应良好，代表有哮喘的可能。另外一个应用是做激发试验，利用诱发哮喘的药物或是运动，看看 FEV_1 是否降低至少 15% 或呼气峰流速是否降低至少 20%，有的话表示有呼吸道过敏反应。不过单就肺功能检查无法诊断哮喘，仍需配合临床症状才能做完整的考量。

哮喘的严重度

一旦医生诊断或怀疑为哮喘时，会为患儿评估严重度，依照全球哮喘防治倡议（Global Initiative for Asthma，简称 GINA）委员会根据症状及肺活量将哮喘分为间歇性哮喘、轻度持续性哮喘、中度持续性哮喘、重度持续性哮喘，具体见附表三。这些分类关系到治疗该怎么安排，例如若属于间歇性哮喘，通常只需要备支吸入型气管扩张剂在身边，但如果是严重持续型则可能会需要中高剂量的糖皮质激素吸剂或是合并长效型气管扩张剂，治疗以及调养方面，我们下个章节再谈。

詹医生来总结

哮喘是需要靠时间以及医生的问诊观察才能做诊断，尤其幼儿有时候跟感染不好区分，甚至两者会一起出现，增加判断的困难，往往家长辗转经由不同的医生看诊后才知道是哮喘的问题。知道自己的孩子有哮喘时也无须太过恐慌，前面章节也提过，其实只要好好配合治疗以及环境控制，只有 10%～20% 的机会会延续到成人阶段，重点还是及早诊断，不要让不可逆的气管损伤形成而影响孩子日后的肺功能。

附表一　儿童哮喘诊断问卷

	症状描述	回答
1	过去 12 个月里，你的孩子有没有喘鸣声？	○是　○否
2	过去 12 个月里，除了感冒和肺部感染引起的咳嗽外，你的孩子有没有夜间干咳？	○是　○否
3	你的孩子有没有过敏性鼻炎、结膜炎或异位性皮炎的病史？	○是　○否
4	孩子的直系亲属中，有没有人患过哮喘？	○是　○否
5	过去 12 个月里，你的孩子有没有因为上、下呼吸道症状，接受 3 个疗程以上的抗生素治疗？	○是　○否
6	过去 12 个月里，你的孩子有没有因为活动、运动而引发咳嗽或喘鸣？	○是　○否
7	过去 12 个月里，你的孩子有没有因为喘鸣而影响睡眠？	○是　○否
8	过去 12 个月里，你的孩子有没有因为严重的喘鸣以致说话断断续续？	○是　○否
9	过去 12 个月里，你的孩子有没有因为喘鸣而去看医生或挂急诊？	○是　○否

说明：

① 此问卷适用于 6 岁以上的儿童做怀疑哮喘的参考，可以先自行作答再与医生讨论。

② 若对于以上任何一项问题答案为"是"，则哮喘的可能性增加。若对于以上问题 1～5 中有 3 个或以上的问题答案为"是"，则哮喘的可能性大于九成。

资料来源：台湾儿童过敏哮喘免疫及风湿病学会 / 台湾儿童哮喘诊疗指南 2010 年版。

附表二　哮喘预测指标

主要危险因子	次要危险因子
父母哮喘病史	与上呼吸道感染无关的喘鸣
医生诊断的异位性皮炎	血液周边嗜酸性粒细胞（eosinophil）大于4%
对吸入型过敏原有敏感反应	过敏性鼻炎 对食物型过敏原有敏感反应

说明：

　　在3岁以前出现咳嗽、喘鸣的儿童合并有一个主要危险因子或两个以上次要危险因子则日后患哮喘的几率大增。

资料来源：台湾儿童过敏哮喘免疫及风湿病学会／台湾儿童哮喘诊疗指南 2010 年版。

附表三 哮喘严重度评估

发作程度	白天症状	夜间症状	呼气峰流速（PEF）或第一秒用力呼气容积（FEV$_1$, %）预测值
			呼气峰流速的变异性
间歇性	<1次/周，平时没有症状，呼气峰流速正常	≤2次/月	≥80%
			<20%
轻度持续	≥1次/周，但<1次/天，发作时可能影响活动	>2次/月但<1次/周	≥80%
			20%～30%
中度持续	每天发作，发作时会影响活动	≥1次/周	60%～79%
			>30%
重度持续	喘鸣症状持续，日常活动受限	经常	≤60%
			>30%

说明：

呼气峰流速与第一秒用力呼气容积于内文已有详述，而呼气峰流速变异性则是使用呼气峰流速仪测定一天的清晨呼气峰流速（通常代表一天中的最低值）以及夜晚呼气峰流速（通常代表一天中的最高值）变化的百分比，追踪1~2周可以得到平均变异性，如果差距大代表气管痉缩程度变大，严重度也较高。

资料来源：全球哮喘防治倡议（Global Initiative for Asthma）2008年指南。

08 改善、控制哮喘病情的方法
环境维护篇

皮皮被医生说有哮喘的问题后，医生说皮皮要开始保养气管了，那到底什么是保养气管呢？该怎么保养呢？

过敏疾病和环境是息息相关的，因此想要哮喘得到良好的控制，光是靠外在的药物是没有办法长长久久的，所以环境的控制才是个治本的方式。首先要了解是什么东西容易诱发哮喘？我们可以通过第二章所提到过敏原的测定法来了解，孩子到底对什么东西过敏，或是经由父母的细心观察，看看有什么样的因素容易使症状变严重，进而在环境中改善这些因素，使哮喘可以得到良好的控制。

小儿过敏，八九成是"尘螨"引起

首先，要和你们提到的是"尘螨"，尤其在温湿的环境下，吸入型的过敏原几乎八九成是尘螨在作怪，它其实是个我们肉眼都看不到的八只脚小蜘蛛，身长不超过 0.5 毫米，适合生长的温度为 22~26℃、湿度为 70%~80%，如台湾地区这种亚热带的气候，相当利于尘螨生长。光是一张一般大小的床下就可以有三百万只尘螨跟我们同床共枕，不能小看它们的数量及影响。它们以人类或动物（**猫、狗**）脱落的皮屑、毛发为食，居家常见的尘螨以屋尘螨（**Dermatophagoides pteronyssinus**）和粉尘螨（**Dermatophagoides farinae**）最容易使人过敏，其尸体及排泄物都是很强的过敏原。实际上我们很难完全移除室内的尘螨，所以请勿相信坊间任何声称可以"完全"清除尘螨的吸尘器、防螨喷剂或清洁剂的广告，但可以通过以下几种方法降低尘螨的数量：

① 每 1~2 周用超过 55℃的热水清洗枕头套、被单、家居服

超过这个温度可以有效地杀死尘螨，若以冷水清洗，可选用有除尘螨配方的洗衣剂，并且尽量经日光曝晒或是使用烘衣机以达到高温杀死尘螨的目的，干洗本身虽可杀尘螨但无法有效去除已经附着其上的过敏原。

② 使用防螨寝具

包括枕头套、被套、床垫等，可有效阻绝尘螨与人体接触。市面上有物理性防螨寝具，通过细密针织法或不通透的设计来阻挡尘螨；还有化学性防螨寝具，通过添加化学药剂杀死或驱离尘螨，但使用期限较短，且防螨效果会因为清洗次数增加而递减，需定期更换。不管使用何种防螨寝具，每两个月仍需要以上步骤清洗。

③ 移除绒毛玩具、桌垫、地毯、布窗帘

如果无法避免绒毛玩具的使用，也记得周周使用热水洗涤，丢进冷冻库中一晚可以杀死尘螨但无法移除玩具上的过敏原。厚重的地毯是尘螨过敏原以及宠物过敏原的大本营，就算使用除螨真空吸尘器也无法完全移除，最好的做法就是不要用地毯。另外，布窗帘也可以更换为好清洁的百叶窗设计。

④ 坚硬家具、地面仍需每周使用抹布或静电布擦拭

尤其是家里有婴幼儿的家庭，地板清洁尤其要注重，因为小孩会在地上爬行。用来清洁的抹布也要注意定时清洗、消毒。

⑤ 每周使用真空吸尘器清理地毯

最好不要使用地毯，如果一定需要使用地毯，请找具有高效率空气过滤网（**High efficiency particulate air filter，简称 HEPA filter**）的真空吸尘器，可以移除空气中所含之微粒子及微生物，但在清理的 20 分钟内室内将会因吸尘的关系产生大量的灰尘，因此，如果有过敏的孩子请在清理完 20 分钟后再进室内。

⑥ 降低室内的湿度、保持干燥

湿度低于 50％可以有效减缓尘螨的生长，保持室内通风及干燥是不二法门；也可使用除湿机或是具有除湿功能的空气净化器。

宠物的毛通常不是过敏的元凶

对于宠物过敏，大众常常会误以为过敏原是宠物身上的毛，其实是宠物的口水、汗液、皮屑等物质，这些过敏原容易附着在毛发上，随空气飘荡而被吸入引起过敏症状。最好的方法当然就是不要饲养宠物，尤其是家中已经有对有毛动物过敏的成员，当然有时候无法如此不近人情地说不养就不养，退而求其次就是尽量将猫狗养在室外，真的没办法，至少要守住卧室、客厅不让宠物进入。

纵使已经移除或移出宠物，室内过敏原的浓度仍需至少 6 个月才可能降低至不易诱发哮喘的程度。尝试使用有高效率空气过滤网的真空吸尘器勤清理屋内或是勤洗宠物以降低过敏原产生。

打造一个真菌无法生存的环境

气候温湿的地区，不但适合尘螨生长，更容易长真菌，湿度高且屋内通风不良，真菌很容易于墙上形成黑斑，或是容易在衣柜、潮湿的浴室、冰箱后方孳生，如果小朋友对于真菌过敏，可以考虑使用下列方式除真菌：

① 使用漂白水或除霉清洁剂清除所有看得见的真菌。

② 确保室内的通风干燥，尤其是浴厕等湿气容易堆积的地方。

③ 检查室内是否有管线老旧漏水。

④ 检查室内排水孔是否有堵塞。

⑤ 移除室内盆栽，室内盆栽很适合真菌及尘螨生长。

⑥ 室内潮湿的地毯、毛巾、桌巾等，应尽快清洗或是干燥。

⑦ 使用除湿机或是有高效率空气过滤网的空气净化机、真空吸尘器去除真菌。

家有过敏儿，戒烟才是王道

之前章节提过，香烟其内许多有毒物质都是很强的过敏原，容易诱发气管敏感，不管是产前、产后接触都有极强的证据显示与日后哮喘相关，同时二手烟也会使已经哮喘的孩子情况变糟。因此，家中有过敏的孩子正是劝家中成员戒烟的好时机，因为不只是走去屋外吸烟这么简单而已，香烟中的物质仍有可能附着于衣物、家具上，而有机会接触到过敏的孩子，所以没什么商量的空间，还是戒烟吧。

环境的控制要看到明显的效果，可能会需要花数个月甚至更久的时间，但对于想控制好哮喘以及其他过敏疾病的孩子来说，避免诱发因子确实是非常重要的一环，也值得家中有过敏儿的父母积极为他们改善容易过敏的环境。

09 改善、控制哮喘病情的方法
药物治疗篇

皮皮被医生诊断为轻度持续型哮喘，建议要开始用药控制病情了，那到底有哪些选择呢？

治疗哮喘的常用药物

经医生评估哮喘的严重度之后，会根据全球哮喘倡议组织（GINA）所提出的治疗方针选择药物控制哮喘症状（**如附表一**），并且视其症状控制的好坏选择降阶或升阶药物的使用。

治疗哮喘本身是一场长期抗战，药物使用也不是永久的依赖，而是待体质改善以及环境控制后，就可以慢慢停止这些药物。以下就跟各位介绍哮喘的常见用药。

吸入型糖皮质激素

吸入型糖皮质激素通过吸入呼吸道产生局部抗炎作用，而减少全身性的糖皮质激素吸收，是儿童哮喘控制药物的首选，有做成加压定量喷雾剂型（Pressurized metered dose inhaler，简称MDI），适合各年龄层的患者使用，以及干粉吸入剂型（Dry powder inhaler，简称DPI），通常给予学龄以上的孩子或大人使用。医生会依年龄、患者接受度、方便性来做选择。举例来说，若是一位3岁的孩子需要用吸入型糖皮质激素，可以选择MDI剂型，但因为无法学习闭气，还需要再加装有面罩的无静电吸药辅助器才有办法正确地吸药，附表二中列出了各年龄层适合选用的剂型。虽然吸入型糖皮质激素几乎没有全身吸收的副作用，但是局部的影响还是需要注意的，包括药物残留口腔中造成口腔念珠菌的感染，以及影响声带造成声音沙哑，这些局部的副作用都可以通过吸完药漱口来尽量避免。

白三烯拮抗剂

白三烯（Leukotriene）是常见的炎性介质，其作用机制牵涉复杂，白三烯参与了包括气管平滑肌收缩狭窄，黏液细胞分泌痰液，影响血管通透以及白细胞的移动，并且影响其他下游的炎症细胞释放炎性物质，在哮喘以及过敏性鼻炎中扮演重要的角色。尔后就有所谓的白三烯受体拮抗剂（Leukotriene receptor antagonist）问世，此药品代表为孟鲁司特钠（商品名顺尔宁），对于轻度持续型的哮喘以及季节性过敏性鼻炎都有相当不错的效果，于中重度的哮喘可以搭配吸入型糖皮质激素一起使用。这个药物当然无法取代吸入型糖皮质激素的疗效，不过它的好处是可口服咀嚼，省去学吸药的麻烦，副作用少又非大众闻之色变的糖皮质激素药物，因此接受度还是很高的。虽然如此，但仍然有些零星的精神方面副作用报道出来，如易怒、烦躁、失眠、攻击性、自杀念头等，不过这些偶发的不良反应在停药后都会消失，基本上也无须太过惶恐，还是需要和过敏科医生讨论做出最适合孩子的用药规划。

长效吸入型支气管扩张剂

这类药物属于长效型 β 受体激动剂，具有使支气管平滑肌放松而扩张支气管的效果，得搭配吸入型糖皮质激素使用，单独使用有安全上的疑虑。对于 5 岁以上的哮喘儿童，如果使用单一吸入型糖皮质激素无法控制或是中重度持续型哮喘，吸入型糖皮质激素加上此种长效型支气管扩张剂是优先考虑的选项，使用这样复合的药物效果与提高吸入型糖皮质激素剂量不相上下，可以减少吸入型糖皮质激素的剂量是它的优点，目前市面上的这类药物已合并吸入型糖皮质激素与长效型气管扩张剂，使用上与一般吸入药剂无异。

其他药物的治疗

以上所叙述的药物是比较常用的，当然还有一些其他的药物，但一般使用上不是首选，故整理如下：

①**茶碱类药物**（Theophylline）：此类药物有舒张支气管和抗炎的效果，适用于严重哮喘，能够减少糖皮质激素的用量。而且茶碱类药物便宜、服用简单。这类药物的缺点是治疗指数狭窄，需要监测血药浓度，应小心使用。

②**肥大细胞稳定剂**（Mast cell stabilizer）：代表药物为色甘酸

钠（**Cromolyn sodium**），这类药物可以稳定肥大细胞膜，阻止炎性介质释放，从而预防哮喘发作。这类药物通常做成吸剂、鼻喷剂、眼药，优点是不会全身吸收，几乎无副作用，缺点为效果仍不如吸入型糖皮质激素类药物，且需要频繁使用，作为长期控制药物不是很方便。

③**抗免疫球蛋白 E 抗体**（**Anti-IgE antibody**）：这种新药代表是奥马珠单抗（**Omalizumab，商品名索雷尔**），是通过拮抗免疫球蛋白 E 的作用使得免疫球蛋白 E 参与的炎症反应受到抑制，对于 12 岁以上相当难治且使用许多治疗都无效的哮喘儿可能有疗效，这个新的生物制剂价格较高，且需要皮下注射，严重到要用这药的孩子是少之又少，仍属于最后一线的哮喘用药。

免疫／减敏疗法

这种治疗说实在不是个新疗法，早在 1909 年就问世，原理是利用不断的抗原刺激，使身体的免疫调节机制活化，产生耐受性，对于过敏原就"乏"了，如同养蜂人家一直被蜜蜂蜇，久而久之身体认识了蜜蜂毒液后，就没有很强的被蜇反应了。"免疫／减敏疗法"是目前唯一可以治本、改变病程的治疗，临床上许多研究证实皮下减敏疗法可以使哮喘或是花粉热症状改善，甚至在停止治疗后 12 年都有效果。

减敏治疗目前主流为皮下减敏治疗，是利用已知会过敏的过敏原做成标准的制剂，以皮下注射，多次且渐进拉高剂量的方式注射，这样的治疗缺点是得承受打针的皮肉之苦，疗程冗长，至少需坚持两年，对于小朋友来说真是件苦差事，而且直接注射过敏原会有引起严重的全身性过敏的风险。

另一种治疗方式则为舌下减敏治疗，利用过敏原滴入或含在舌下吸收，避免打针之苦，小朋友的接受度就较高，而且几乎不会引发全身性过敏的副作用，仅仅有局部的痒感和胃肠不适的副作用。

附表一　哮喘预防性药物治疗流程图（大于 5 岁儿童适用）

第一阶	第二阶	第三阶	第四阶	第五阶
哮喘宣教、环境控制				
有症状时使用速效型 β_2 受体激动剂				
	以下择一	以下择一	加上一项或一项以上的治疗	第四阶药物加上一项或一项以上的治疗
控制药物的选择	低剂量吸入型糖皮质激素	低剂量吸入型糖皮质激素+吸入型长效型 β_2 受体激动剂	中或高剂量吸入型糖皮质激素+吸入型长效型 β_2 受体激动剂	口服糖皮质激素（最低剂量）
	白三烯受体拮抗剂	中或高剂量吸入型糖皮质激素	白三烯受体拮抗剂	抗免疫球蛋白 E 抗体
		低剂量吸入型糖皮质激素+白三烯受体拮抗剂	缓释型茶碱类药物	
		低剂量吸入型糖皮质激素+缓释型茶碱类药物		

说明：

① 本表引用自全球哮喘防治倡议组织对于 5 岁以上儿童哮喘治疗建议。

② 当哮喘控制程度良好时可考虑降阶，部分控制则可以考虑升阶，控制不良则建议升阶治疗至完全控制下来。

③ 红框内为全球哮喘防治倡议组织建议的首选治疗。

哮喘预防性药物治疗流程图（小于 5 岁儿童适用）

哮喘宣教、环境控制		
有症状时使用速效型 β₂ 受体激动剂		
良好控制 视需要使用速效型 β₂ 受体激动剂达到控制	部分控制 视需要使用速效型 β₂ 受体激动剂达到部分控制	未获控制 以低剂量吸入型糖皮质激素未得到控制或仅部分控制
控制药物选择		
继续目前的速效型 β₂ 受体激动剂	低剂量吸入型糖皮质激素	低剂量吸入型糖皮质激素的 2 倍剂量
	白三烯受体拮抗剂	低剂量吸入型糖皮质激素 + 白三烯受体拮抗剂

说明：
① 本表引用自全球哮喘防治倡议组织对于 5 岁以下儿童哮喘治疗建议。
② 红框内为全球哮喘防治倡议组织建议的首选治疗。

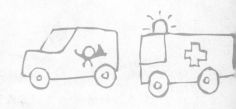

吸入器装置	图例	建议年龄
加压定量喷雾剂型 +有面罩的无静电 吸药辅助器		＜4 岁
加压定量喷雾剂型 +随附吸嘴的无静 电吸药辅助器		4～6 岁以上
干粉吸入剂型		＞6 岁

说明：

① 本建议修改自全球哮喘防治倡议组织，此建议年龄仅供参考，每个孩子吸药的配合程度不一，仍需要临床医生协助评估选择合适的剂型。

② 使用方式可询问风湿过敏免疫科医生。

10 改善、控制哮喘病情的方法
生活监控篇

皮皮与妈妈听从医生的建议，开始气管的保养工作，不但把卧室打扫得干干净净，且按照医生的处方使用保养药物，确实状况好了许多，但是妈妈不禁要问，皮皮的哮喘到底有没有控制好，该怎么观察呢？

观察哮喘的控制程度

医生一旦拟定了治疗的计划，后续的追踪和监控就是相当重要的事情，常常看到的是医生对症下药，症状变好了，结果许多家长就自行停止治疗了。数个月不见，回来门诊又是如同之前这样喘吁吁，常常这样玩着"嘿！我又来了，我又消失了"的游戏，久而久之，气管就容易受到难以恢复的伤害了。

所以开始治疗之后，父母在家要细心地观察孩子的症状以及发作的情况，有助于让医生判断药物的调整。一般来说，控制药物的使用以 3 个月左右为单位，如果这 3 个月的控制状况很好，可以考虑把药物减下来，反之，则需要重新检视小朋友的生活环境，药物使用的频率、方式是否有问题，需要的话就要调升药物使用。附表一是依据全球哮喘防治倡议组织，列出的大于 5 岁儿童及成人的哮喘控制程度表，我们可以记录白天及夜间的症状，包括持续咳嗽或是呼吸急促的情况发生，夜咳的有无，是否咳到醒来，活动限制则是观察小朋友有没有因为哮喘咳嗽症状干扰日常活动或运动；还有一些急救气管扩张剂的使用频率，以及是不是真的有急性发作情况。较大的孩子可以评估肺功能，提供一个客观的数据，而学龄前的孩子每年可能会发作 1~2 次，如果发作之外完全没症状，仍可以当作是控制良好。

善用儿童哮喘控制测验 (Asthma control test)

儿童哮喘控制测验这样的问卷是以主观症状加上客观频率观察的问题，算出量化的分数来评估，可以让家长容易了解孩子的哮喘是不是很糟，也可以让医生很快地了解孩子哮喘控制的状况，有更多的时间跟父母与孩子讨论药物的使用以及环境卫生宣教。附表二和附表三为 4～11 岁以及 12 岁以上儿童的问卷。如果结算分数为满分则表示全面的控制，在 20 或 20 分以上，表示控制良好，19 或 19 分以下表示未获控制。

肺部功能的监控

这是使用之前章节所提到的呼气峰流速仪（Peak flow meter）在家监测每天的呼气峰流速（Peak expiratory flow），这种方式也是提供一个量化的工具，给对于哮喘症状不是那么敏感的孩子或家属看，了解自己目前气管的状况。具体做法是在平时测得个人最佳的呼气峰流速，再取其 80% 以上为绿灯区，表示状况良好，50% ~ 80% 为黄灯区，表示有恶化的迹象该随时小心，50% 以下为红灯区，就表示目前可能处在控制不好、急性发作的阶段，需要进一步的处理了。我们可以把每天的呼气峰流速记录下来（**范例如附图一**），可以了解整个月的状况，以及当时用药和环境变化，有助于了解生活中会使气管状况恶化的因子，也可以在复诊时帮助医生判断控制的好坏。

哮喘儿可以运动吗？

一般家长多半担心哮喘发作很可能跟运动有关系，或是发现孩子在运动过后会咳或是喘，进而阻止孩子从事运动。虽然文献上确实发现 40% 的哮喘儿会在运动过后有症状产生，但也有研究发现控制良好的哮喘儿童有计划且规律的运动，比不敢运动的孩子，拥有更好的肌耐力，而且运动会喘的原因不外乎是吸入干冷空气的刺激、剧烈的运动等，这些都可以靠良好的热身运动以及挑选适合的环境来解决。

良好的热身运动指的是在剧烈运动前以间歇性的方式从事每次 3~5 分钟的暖身持续 15 分钟左右，以不会引起胸闷、咳嗽等症状为原则。而适合的环境则是避免在干冷空气环境下运动，包括登山、冰上运动等，而且尽量用鼻子呼吸，可以过滤空气中的灰尘以及对吸入的空气有加温加湿的效果。另外，运动的类型可以选择有氧运动，如有氧舞蹈、瑜伽、游泳、慢跑、太极拳等，都有助于心肺功能的提升。

有一部分孩子属于运动诱发型哮喘，他们平常没什么症状，但是一经过剧烈运动就容易呼吸困难或是哮喘、咳嗽，这些孩子到底能不能运动呢？答案仍然是可以的，事实上有许多出色的田径运动员以及篮球运动员本身都有运动诱发型哮喘，但在良好的控制下，可是一点都不会影响他们的表现呢。

除了良好的热身以及运动环境的选择，有时候运动诱发型哮喘会需要在运动前 15 分钟使用短效吸入型气管扩张剂，以确保后续运动不会发生气管收缩，如果较严重的运动诱发型哮喘，平时接受药物治疗也能得到很好的控制，那他们从事任何运动就会跟一般孩子无异，只需要备着短效型气管扩张剂应付不时之需即可。

急性哮喘发作时的处理

哮喘的孩子最怕的就是急性的发作，也就是突然的气管收缩，费力或急促呼吸，持续且严重的咳嗽，严重时可能会呼吸困难，唇色发绀甚至死亡。发作时的症状以及严重度列于附表四。轻度到中度的急性发作，可以在家里先使用吸入短效型气管扩张剂。每10～20分钟配合正确的吸药动作2～4喷，或是使用加于气雾机的短效型气管扩张剂，如果1小时内没有办法改善症状，就得尽快就医。中重度发作可能会有唇色发绀的现象，建议还是尽快就医请医生评估。一般中重度急性发作还是会需要短期使用口服或针剂的糖皮质激素将炎症赶快控制。在急性发作后，家长需要找追踪的医生讨论孩子的哮喘控制状况或是诱发因子的存在，才能预防下一次的急性发作，唯有减少发作的次数，才不会使气管受到无法恢复的伤害。

附表一 大于 5 岁儿童及成人哮喘控制程度表

指标	良好控制 （下列项目全部达到）	部分控制 （任一周中有任何一项出现）	未获控制
日间症状	没有 每周 2 次或 2 次以下	每周 2 次以上	在任何 1 周中出现 3 项或 3 项以上
日常活动限制	没有	有	
夜间症状或醒来	没有	有	
需要用到缓解药物	没有 每周 2 次或 2 次以下	每周 2 次以上	
肺功能	正常	‹80% 个人最佳值或预测值	
急性发作	没有	每年 1 次或以上	在任何 1 周中出现 1 次或以上

说明：
① 日间症状及夜间症状为喘鸣、咳嗽甚至出现急性发作的呼吸困难等症状。
② 小于 5 岁的孩童不考虑（＊）这两个指标。

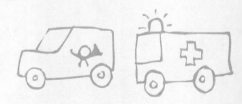

附表二 4～11岁儿童哮喘控制测验

步骤一 让你的小孩完成以下问题

Q1 今天你**哮喘**的状况怎样?

非常不好 ⓪	不好 ①	好 ②	非常好 ③

Q2 当你跑步、运动或玩耍时,你的**哮喘**会造成多大的问题?

那是个大问题,我无法做我想做的 ⓪	那是个问题,我并不喜欢 ①	是有点问题,但还好 ②	并不会造成影响 ③

Q3 你会因为你的**哮喘**而咳嗽吗?

会,一直如此 ⓪	会,大部分时候 ①	会,有些时候 ②	不会,从来不会 ③

Q4 你会因为**哮喘**而在夜间醒来吗?

会,一直如此 ⓪	会,大部分时候 ①	会,有些时候 ②	不会,从来不会 ③

步骤二 让你的小孩完成以下问题

Q5 在过去4周中,平均每个月有几天你的小孩在白天出现了**哮喘**症状?

⑤ 完全没有	④ 1～3天	③ 4～10天	② 11～18天	① 19～24天	⓪ 每天都有

Q6 在过去4周中,平均每个月有几天你的小孩在白天因**哮喘**而发出喘鸣声?

⑤ 完全没有	④ 1～3天	③ 4～10天	② 11～18天	① 19～24天	⓪ 每天都有

Q7 在过去4周中,平均每个月有几天你的小孩在夜间因**哮喘(夜咳)**而醒来?

⑤ 完全没有	④ 1～3天	③ 4～10天	② 11～18天	① 19～24天	⓪ 每天都有

步骤三 请参考说明,以确定您的分数所代表的意义

总分

说明:
① 本表摘录修改自台湾哮喘卫教协会。
② 结算分数在满分27分表示全面控制,20~26分表示控制良好,19分或19分以下表示未获控制。

附表三 12岁以上儿童及成人哮喘控制测验

步骤一 请在每个问题，圈选出适当的分数，并将分数写在右边空格内。请尽可能诚实作答，这将帮助您和医生讨论哮喘的实际状况。

Q1 在过去4周中，您的**哮喘**有多少次让您无法完成一般的工作、课业或家务？ | **分数**
| ① | ② | ③ | ④ | ⑤ |
| 总是如此 | 经常如此 | 有时如此 | 很少如此 | 不曾如此 |

Q2 在过去4周中，您发生多少次呼吸急促的情形？
| ① | ② | ③ | ④ | ⑤ |
| 一天超过1次 | 一天1次 | 一周3~6次 | 一周1或2次 | 完全没有发生过 |

Q3 在过去4周中，您有多少因为**哮喘症状**（喘鸣、咳嗽、呼吸急促、胸闷或**胸痛**）而让您半夜醒来或提早醒来？
| ① | ② | ③ | ④ | ⑤ |
| 一周4次或4次以上 | 一周2~3次 | 一周1次 | 一周1或2次 | 完全没有发生过 |

Q4 在过去4周中，您使用多少次急救性药物或喷雾式药物（例如AlbuterolR（舒喘灵）、Ventolin（万托林）、Berotec（非诺特罗）或Bricanyl（博利康尼）等哮喘药物）？
| ① | ② | ③ | ④ | ⑤ |
| 一天3次或3次以上 | 一天1或2次 | 一周2或3次 | 一周1次或更少 | 完全没有使用过 |

Q5 在过去4周中，您对您**哮喘控制程度**的评价为何？
| ① | ② | ③ | ④ | ⑤ |
| 完全没有受到控制 | 控制不好 | 稍微受到控制 | 控制良好 | 完全受到控制 |

步骤二 请将分数相加，算出您的总分。　　总分

步骤三 确定您的分数所代表的意义。

说明：

① 本表摘录修改自台湾哮喘卫教协会。

② 结算分数满分25分表示全面控制，20~24分表示控制良好，19分或19分以下表示未获控制。

附表四　哮喘发作时的症状及严重度

呼吸症状	轻度	中度	重度	濒临呼吸衰竭
喘息程度	走路会喘可躺下呼吸	说话会喘，婴儿哭声短弱，喂食困难	休息时会喘，婴儿停止进食。躬身前倾呼吸	呼吸窘迫
说话长度	完整整句	间断片语	间断单字	不能言语
意识状态	可能会焦躁	通常会焦躁	通常会焦躁	嗜睡或意识不清
呼吸频率	增加	增加	通常>30次／分	
使用呼吸辅助肌或胸骨上方凹陷	通常没有	通常有	通常有	胸腹部的反常运动
喘鸣声	不大，通常在呼气末端听到	较大	通常较大	喘鸣声消失，表示气管紧缩到塌陷

说明：
　　本表摘录修改自全球哮喘防治倡议组织急性哮喘发作治疗建议，不过因为居家照顾上较难测得生命征象数字，包括心率、血压、血氧等，故此处仅列出明显可以观察得到的症状。

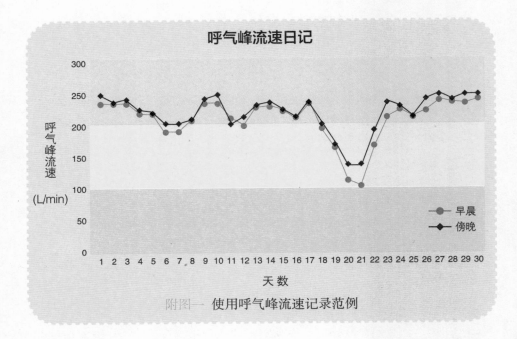

呼气峰流速日记

附图— 使用呼气峰流速记录范例

　　每日于清晨以及傍晚使用呼气峰流速仪测量 3 次取最高值记录于表上，取个人最佳值的 80% 以上为绿灯区，50%~80% 为黄灯区，50% 以下为红灯区。如同上图的范例，是个 9 岁大的男生，他个人最佳值约为 250L/min，所以 200L/min 以上为绿灯区，125~200L/min 为黄灯区，而 125L/min 以下就是红灯区了。这位小男生在 20~21 天时因为天气变化加上感冒，有剧烈夜咳以及胸闷的现象，反映出来的肺功能就是明显变差，在复诊追踪给予适当药物治疗后，肺功能又回到一般状况了。

11 鼻子就是我的气象台
谈鼻子过敏症状

8岁的茜茜每天早上起床都鼻涕流不停，卫生纸堆得像小山一样，尤其最近气候忽冷忽热，茜茜的鼻子仿佛跟着气候跳恰恰般地时好时坏，她一边擤鼻涕一边跟妈妈哭诉着，"好想把鼻子割掉！"这就是恼人的过敏性鼻炎啊。

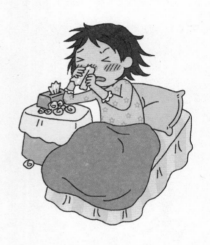

过敏性鼻炎的致病机制与症状

近几年来，过敏性鼻炎的患病率每年增长5%，越来越多的小朋友受过敏性鼻炎的困扰。虽然它不像哮喘那样喘起来可能致命，但不舒服的症状着实会干扰睡眠品质、工作及学习效率，甚至跟注意力不集中、抽动秽语综合征等疾病相互影响，就生活品质而言，也不能算是小病呀。

基本上过敏性鼻炎还是由吸入型的过敏原刺激产生免疫球蛋白 E 造成的过敏反应而产生一连串炎症反应，与哮喘的致病机制类似，而且经过过敏原的反复刺激后，鼻黏膜会进而产生非特异型的过敏反应，对于一般刺激也变得相对敏感，导致过敏季节时很容易在鼻黏膜产生肥大细胞的增生，诱发喷嚏、鼻充血、鼻水等症状。

　　过去依照发作时间分为季节型以及全年型，季节型一般认为与季节交替时的室外过敏原，如花粉、杂草植物等有关，容易发生在春夏季节。而全年型的则是和室内的过敏原关系较大，包括尘螨、真菌、灰尘、蟑螂、猫狗毛等，由于每日生活起居都有接触，所以经年累月都可能会有症状。现在我们主要用症状的持续时间以及严重度来做区分。

　　过敏性鼻炎症状其实和感冒相当类似，通过以下对症状更详细的描述以和一般感冒流鼻水做区分：

① 流鼻涕、鼻水

　　较大的孩子会经常擤鼻涕，尤其在起床时一旦发作可能会擤出一坨卫生纸山，而较小的孩子不见得会擤鼻涕，反而会不时有吸鼻涕的

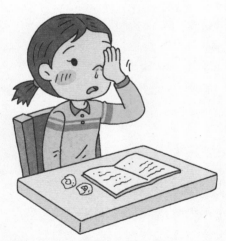

附图一　过敏性敬礼症（Allergic salute）

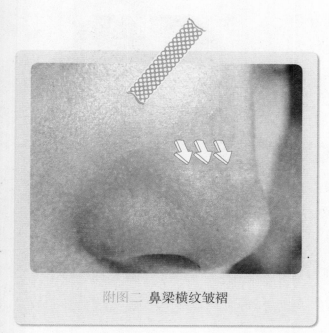

附图二 鼻梁横纹皱褶

声音，或是鼻子产生怪声，而引起家长的注意。

② 鼻子痒

鼻子痒使孩子有时出现挤眉弄眼的怪表情，甚至常常抠鼻子，有的甚至抠到流鼻血，有时候有所谓的过敏性敬礼症（**Allergic salute**，**如附图一**），推久了在鼻梁上就容易出现横纹皱褶（**如附图二**）。

③ 鼻塞

经常鼻塞因而常常张口呼吸、口干舌燥，鼻塞同时也会使鼻涕倒流，导致不时有清喉咙似的咳嗽，以及喉头有异物感，睡觉时就容易打呼，甚至影响睡眠品质，白天上课、上班注意力不集中。

④ 伴随其他疾病

同是过敏体质引起，所以容易伴随过敏性结膜炎，也就是不时眼睛痒、异物感，并且因为眼鼻周边血液淋巴回流不佳，色素沉积以致有黑眼圈产生（**如附图三**），还有异位性皮炎、荨麻疹以及哮喘等。慢性的过敏性鼻炎则容易合并有反复性的鼻窦炎、中耳炎、腺样体肥大、嗅觉失灵，或是牙齿咬合问题。

⑤ 过敏性鼻炎与感冒的区分

可以发现过敏性鼻炎和季节、温度、湿度、空气污染有很大的相关性，以时间来说通常会在清晨起床容易发作，睡前则容易鼻塞、鼻涕倒流，甚至会有夜咳的情况且症状可能持续数周或数月。除了鼻子、眼睛等相关症状，精神状态、食欲都不太受到影响。

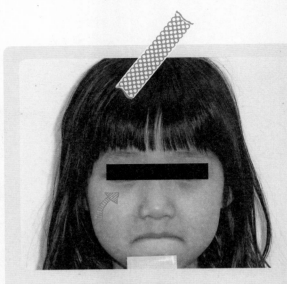

附图三 过敏性黑眼圈（Allergic shiner）

呼吸道的感染虽然也会流鼻涕、鼻塞，但通常没有时间性，也不会和周遭环境相关，持续时间也不容易超过1~2周，有时候急性感染期还会伴随发烧、全身倦怠、咽部疼痛、食欲不振等。当然有时候会过敏性鼻炎合并呼吸道感染，增加判断的难度，都需要持续的随诊追踪才能对症下药。

家长如果怀疑自己的孩子有过敏性鼻炎，也可以通过后面的问卷（**附表一**）在家自我评估。

过敏性鼻炎的诊断工具

过敏性鼻炎其实多半靠症状以及体格检查作判断，身体检查方面多半可以发现前述的黑眼圈、鼻梁横纹、齿列不正、眼结膜红肿等，往鼻内检视则可能发现清澈的鼻水，肿胀但是偏灰白的鼻黏膜，以及鼻甲肥厚。诊断工具主要是区分是否有过敏体质，也就是利用前面章节提过的过敏原测试或是检验主导过敏的免疫球蛋白 E 与嗜酸性粒细胞，以及鼻黏膜的嗜酸性粒细胞抹片有无偏高。另外，过敏原鼻腔激发试验常用于学术研究，不过对于成人的职业性鼻炎的诊断有一定的价值。鼻腔内视镜则是可以用来区别是否有其他原因的鼻炎、鼻息肉或是结构异常。此外，目前没有一个好的影像学检查可以帮助诊断过敏性鼻炎。

过敏性鼻炎的分类

根据世界卫生组织发布的《过敏性鼻炎的处理及其对哮喘的影响治疗指南》，根据症状发作的频率以及时间分为"间歇型"与"持续型"，而根据过敏性鼻炎的症状对生活影响程度分出严重度，交叉出四种类型的过敏性鼻炎（附表二）。另外，根据临床症状的倾向可以分为喷嚏鼻涕型和鼻塞型（附表三），而不同类型的鼻炎，治疗方针也会有所不同。治疗部分我们于下个章节为各位介绍。

问题	回答
1 你是否有下列任何一种症状？	
A 只有单侧鼻孔有症状	○是 ○否
B 鼻子有绿色或黄色脓鼻涕	○是 ○否
C 黏稠鼻涕倒流（倒流到咽部）和／或无鼻涕前流	○是 ○否
D 颜面疼痛	○是 ○否
E 反复流鼻血	○是 ○否
F 丧失嗅觉	○是 ○否
2 大多数的日子里至少有一小时有下列任何一种症状（或季节性过敏患者在花粉季节里大多数的日子有下列任何一种症状）	
A 流水样鼻涕	○是 ○否
B 打喷嚏，尤其是强烈阵发性的	○是 ○否
C 鼻塞	○是 ○否
D 鼻子痒	○是 ○否
E 结膜炎（眼睛红、痒）	○是 ○否

说明：

① 本问卷摘录自《台湾过敏性鼻炎诊疗指南 2011 年版》。

② 在问题 1 中的各项回答中有一项为"是"则必须考虑过敏性鼻炎以外的诊断或是有可能合并有其他疾病的过敏性鼻炎，可考虑请过敏科医生评估。

③ 除了流水样鼻涕外，同时有问题 2 的其他各项回答中任一项为"是"，则必须考虑过敏性鼻炎的诊断。

④ 当患者只呈现流水样鼻涕症状，就表示患者可能有过敏性鼻炎的诊断，但有些过敏性鼻炎患者则以鼻塞为主要症状。

⑤ 如果患者只有打喷嚏、鼻子痒和／或结膜炎而没有流水样鼻涕，须考虑过敏性鼻炎以外的诊断，可考虑请过敏科医生评估。

间歇型
症状发生天数＜4 天／周
或病程持续＜4 周

持续型
症状发生天数＞4 天／周
和病程持续＞4 周

轻度
睡眠正常
日常活动、
运动和休闲娱乐正常
工作和学习正常
无令人困扰的症状

中／重度
（符合以下一项或多项）
睡眠不正常
日常活动、
运动和休闲娱乐受影响
工作和学习不能正常
有令人困扰的症状

说明：

① 摘录自《台湾过敏性鼻炎诊疗指南 2011 年版》。

② 依照不同病程时间以及生活品质影响程度，可以区分为轻度间歇型、中／重度
间歇型、轻度持续型、中／重度持续型。

附表三 鼻炎的临床评估和分类

	喷嚏鼻涕型	鼻塞型
打喷嚏	特别是阵发性	很少或是没有
鼻涕	水性 经前鼻腔及后鼻腔	黏稠 后鼻腔较多
鼻子痒	有	无
鼻塞	不一定	较严重
日夜规律性	日间较差 夜间较好	日间和夜间持续， 有时夜间较严重
结膜炎	经常存在	

说明：

摘录自《台湾过敏性鼻炎诊疗指南 2011 年版》。

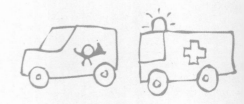

12 鼻过敏的保养和治疗
和过敏性鼻炎宣战

过敏性鼻炎的环境控制

鼻子过敏该怎么办才好？过敏性鼻炎其实与哮喘很类似，大多都是由空气中的过敏原所引起的，现在的学者也强调"同一个呼吸道，同一个疾病"的概念，控制好呼吸道的敏感状态，就可以控制好这两种疾病。通过检测特定的过敏原了解可能诱发的因子，如尘螨、真菌、灰尘、蟑螂、猫狗毛、香烟等，尽量避免接触以减少发作，可以参考我们在哮喘章节所谈的环境控制过敏原的方法。另外，非过敏的因子也要多加留意，包括温差、过于刺激的香水或是空气污染，都需要避免暴露或是以口罩隔离。

鼻腔冲洗局部治疗

当鼻腔因为感染、过敏等因素造成鼻腔黏膜肿胀、鼻涕蓄积的情况，有时候很难单靠药物缓解，如同伤口化脓有时候要配合引流才能达到治疗的效果，鼻腔内的情况也是很类似的，因此通过鼻腔冲洗，将病原体、炎性物质、过敏原等冲出，进而增强药效，也有畅通鼻道的效果。

对于急性鼻窦炎，鼻腔冲洗可以缩短一半的抗生素疗程，对于慢性鼻窦炎的儿童能相当程度地减少咳嗽、鼻涕倒流，以及鼻涕分泌。就鼻子过敏而言，研究发现鼻腔冲洗可以有效地减少鼻腔内组织胺、白三烯等的炎性物质浓度，使鼻子症状有约 27% 的改善，减少 62% 药物的使用，提升 28% 的生活品质，所以对过敏性鼻炎是很好的辅助治疗。至于清洗方式有下列三种：

① 洗鼻器或洗鼻瓶

这是市售的一些洗鼻瓶或壶（**附图一**），加入温的生理盐水后缓缓挤压，倒入鼻腔内由另一侧鼻孔或是口腔流出，优点是便宜、效率高，缺点是儿童常会惧怕，需要憋气，有呛到的可能，因此要大一点的孩子才有办法自行操作。

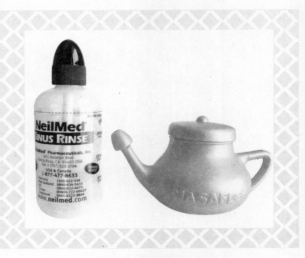

附图一 洗鼻瓶或壶

242

② 罐装鼻喷剂型

市面上也有已经做成罐装的生理盐水或海洋水（**附图二**），直接喷口伸入鼻孔内按压喷嘴就会有水柱喷出，优点是不需要清洗瓶身、制备盐水，和使用鼻喷剂一样的使用方式，孩子不用另外学习，缺点是价格稍贵，清洗的效率及深度不如手动按压的洗鼻瓶。

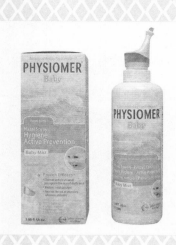

附图二　罐装的生理盐水或海洋水

③ 蒸汽式／脉动式洗鼻机

这是使用机器将生理盐水以脉动式水柱或是雾化成蒸汽的方式喷入鼻腔（**附图三**），其优点是儿童接受度较高，蒸汽雾化的形式也较温和，没有水柱灌入的感觉，但缺点是机器本身通常数千元不等，是个昂贵的投资，而且洗鼻的效果也不如传统手动按压的洗鼻瓶。

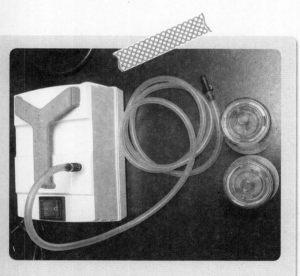

附图三　蒸汽式／脉动式洗鼻机

过敏性鼻炎的药物治疗

过敏性鼻炎的治疗可以参照《过敏性鼻炎的处理及其对哮喘的影响治疗指南》所发布的治疗流程（**见附表一**），下面就这些常用的药物加以介绍。

① 第二代长效型抗组胺药

抗组胺药本身具有抗炎以及止痒的效果，对于鼻子痒、眼睛痒与流鼻水的效果较好，有口服及鼻喷剂型。过去第一代的抗组胺药普遍有嗜睡、影响上课等的副作用，也不适合长期使用，较短的药效也增加服药的困难。因此，第二代的长效型抗组胺药就克服了以上的缺点，适合各种严重度的过敏性鼻炎治疗用药，代表药物如口服西替利嗪、非索非那定、左西替利嗪，鼻喷或眼用剂型氮卓斯汀、酮替芬等。

② 减鼻充血剂

此类药物属于类麻黄素，经常用于缓解感冒鼻塞症状，对于过敏性鼻炎引起的鼻塞亦有效，但其副作用也不少，包括心悸、失眠、头痛、情绪兴奋等，所以通常不会使用太久，通常搭配其他药物治疗时使用，代表药物如口服麻黄碱、伪麻黄碱等。这类药物同样也有鼻喷剂型，如羟甲唑啉，常用于耳鼻喉科治疗台局部治疗药物，以及快速缓解鼻塞的鼻喷剂，止鼻塞效果不错，但使用要特别小心，不要连续使用超过 5 天，否则容易产生依赖性，停药后反而塞得更厉害，而且儿童也不建议使用。

③ 鼻内糖皮质激素喷剂

这类药物是中／重度持续型过敏性鼻炎的首选，局部抗炎效果好，7~8小时就有效果，但需要约两周达到最大的疗效，这类糖皮质激素比吸入型更不易被身体吸收，安全性佳，适合长期保养使用，副作用也多属局部的刺激等，偶尔有轻微流鼻血，新一代的代表药物如氟替卡松、莫米松，使用后还是建议患者喝水或漱口，以冲掉残留在咽喉的药物。

④ 白三烯受体拮抗剂

此药物于哮喘的章节有详细介绍，适用于两岁以上的季节型过敏性鼻炎或6个月大以上的持续型过敏性鼻炎。

⑤ 肥大细胞稳定剂

此药物也于哮喘的章节有介绍，外用剂型如色甘酸钠，眼药剂型缓解眼部症状效果好，不过鼻喷剂型的效果就较差，几乎没有副作用，安全性好，但是需要一日多次，使用也较麻烦。

⑥ 鼻内抗乙酰胆碱喷剂

这类药物作为辅助中重度持续型过敏性鼻炎使用，同样没有什么全身性的副作用，使用上来说堪称安全，不过只对流鼻水症状有效，使用上仍有其局限性，代表药物如异丙托溴铵。

⑦ 口服／针剂糖皮质激素

全身性的糖皮质激素作为过敏性鼻炎后线的急性症状控制治

疗，可以全面性地压制鼻内各种炎症反应，但如同之前介绍糖皮质激素的部分提到的，长期使用的副作用不容忽视，所以通常作为中重度持续型过敏性鼻炎在使用多种药物后，仍有厉害的症状时，后线的短期使用药物。

免疫／减敏疗法

哮喘药物部分也有介绍过，是目前唯一可以治本、改变病程的治疗，但其冗长且皮肉痛的疗程常会令人望而却步，这类疗法还是比较适合一般药物治疗不佳，或是药物治疗有副作用产生，或是患者不愿意接受长期药物治疗等的状况。

很少采取手术治疗

很少数会走到手术这条路，主要是内科疗法都失效的顽固型的过敏性鼻炎，且合并鼻息肉或是鼻中隔偏曲等的鼻道结构异常的问题，则可以考虑就诊耳鼻喉科医生采取手术治疗以改善鼻腔的问题，但在此还是要强调，鼻息肉并不是儿童常见的问题，大多可以靠前述的鼻喷剂以及口服药治疗。最后为各位整理各种药物对于不同症状的效果（**附表二**）。

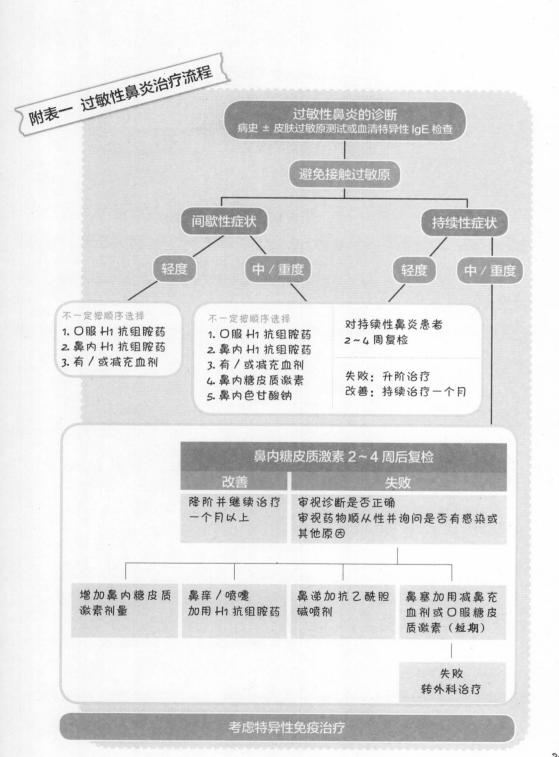

附表一　过敏性鼻炎治疗流程

过敏性鼻炎的诊断
病史 ± 皮肤过敏原测试或血清特异性 IgE 检查

避免接触过敏原

间歇性症状　　　　　持续性症状

轻度　　中／重度　　　　轻度　　中／重度

不一定按顺序选择
1. 口服 H1 抗组胺药
2. 鼻内 H1 抗组胺药
3. 有／或减充血剂

不一定按顺序选择
1. 口服 H1 抗组胺药
2. 鼻内 H1 抗组胺药
3. 有／或减充血剂
4. 鼻内糖皮质激素
5. 鼻内色甘酸钠

对持续性鼻炎患者
2~4 周复检

失败：升阶治疗
改善：持续治疗一个月

鼻内糖皮质激素 2~4 周后复检

改善	失败
降阶并继续治疗一个月以上	审视诊断是否正确 审视药物顺从性并询问是否有感染或其他原因

增加鼻内糖皮质激素剂量

鼻痒／喷嚏加用 H1 抗组胺药

鼻涕加抗乙酰胆碱喷剂

鼻塞加用减鼻充血剂或口服糖皮质激素（短期）

失败
转外科治疗

考虑特异性免疫治疗

247

附表二 各种药物对不同症状的效果对照表

指标	喷嚏	鼻水	鼻塞	鼻痒	眼部症状
H1 抗组胺药					
口服	++	++	+	+++	++
鼻内喷剂	++	++	+	++	-
眼滴剂	-	-	-	-	+++
糖皮质激素					
鼻内喷剂	+++	+++	+++	++	++
色甘酸钠					
鼻内喷剂	+	+	+	+	-
眼滴剂	-	-	-	-	++
减鼻充血剂					
鼻内喷剂	-	-	++++	-	-
口服	-	-	+	-	-
抗乙酰胆碱药物	-	++	-	-	-
白三烯受体拮抗剂	-	+	++	-	++

说明:
本表摘录自《台湾儿童过敏性鼻炎治疗指南》。

13 小宝宝脸上红红的小疹子
是湿疹？脂溢性皮炎？还是异位性皮炎？

是湿疹？脂溢性皮炎？还是异位性皮炎？

小 Apple 不是出生就脸红红被叫小 Apple，但是怎么越大越像个苹果？原来爸妈发现小时候脸上油油的疹子，慢慢转变成红红的腮帮子，且不时地往大人身上磨蹭，在手肘及膝盖都是如此干干痒痒的样子，以前医生说是脂溢性皮炎，现在怎么变成了异位性皮炎了呢？

异位性皮炎的特征与诊断

在台湾地区，异位性皮炎的患病率当然低于哮喘与过敏性鼻炎，但也是呈现着缓慢增长的趋势，目前是8%~10%的发病率，如同其他过敏疾

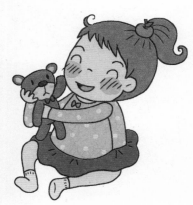

病，过敏的基因本身还是个引子，包括皮肤屏障的缺陷、免疫反应趋向第二型辅助性 T 细胞与免疫球蛋白 E 等。在婴儿时期，食物的过敏原可以通过尚未成熟的肠胃系统进入免疫系统导致过敏反应，就有可能随着循环将过敏炎症的战场落脚到皮肤层，产生红肿、干痒、疹子等症状。然而，当皮肤屏障被破坏时，其他过敏原如吸入型过敏原、细菌超级抗原、香料刺激物，甚至温湿度改变，都会成为诱发的因子。

异位性皮炎比较特别的是，随着反复炎症的刺激，原本由第二型辅助性 T 细胞、嗜酸性粒细胞以及免疫球蛋白 E 参与的过敏反应逐渐转变成为以炎症为主的单核细胞及嗜中性粒细胞浸润，所以早期的控制过敏和晚期控制炎症的治疗方针和照护上就有些差异。

就诊断来说，几乎都会出现主要的"三剑客"：痒疹、特定的形状及分布位置、慢性及慢性反复的病程。特定的分布位置指的是婴儿时期的脸颊（**如附图一**）、肢体伸侧（**手肘外侧或脚踝外侧或膝盖前侧**）以及较大儿童和大人的肢体曲侧（**肘窝、腘窝、手腕**），通常因为尿布的区域被包着抓不到，反而不会有疹子。

慢性的定义是在婴儿期持续发病超过 2 个月以上，或是儿童及成人期超过 6 个月以上，而时好时坏、反反复复随着环境与饮食起舞的症状是门诊常见的主诉。除了"三剑客"以外，还有些次要表现如皮肤干燥、皮肤敏感试验反应阳性、免疫球蛋白 E 上升、反复性结膜炎、早期发作等，详细诊断标准可参考附表一。

就皮肤的表现而言，可以分为三个阶段。急性期：以强烈的瘙痒感以及红斑凸起的疹子为主要表现（**如附图一**）；亚急性期：因反复的搔抓而产生红斑性疹子、破皮与大大小小的伤口、抓痕或脱屑表现（**如附图二**）；慢性期：可以看到苔藓化的皮肤，如同长茧般干硬而纤维化的疹子。有时候会在慢性病灶处同时产生急性发作

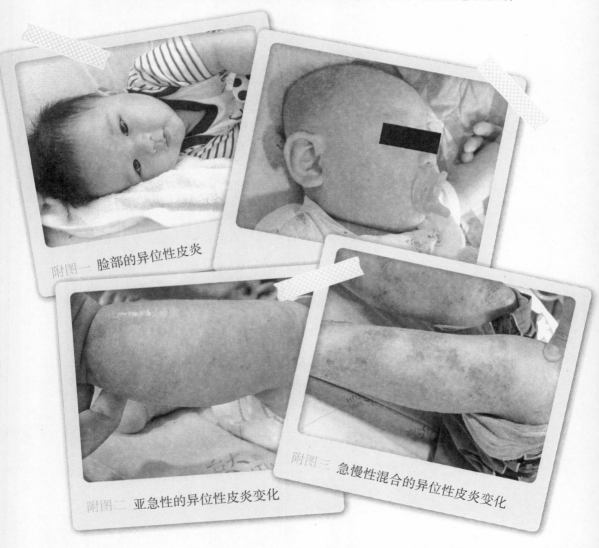

附图一 脸部的异位性皮炎

附图二 亚急性的异位性皮炎变化

附图三 急慢性混合的异位性皮炎变化

（如附图三），因此临床上急慢性有时候不是很好区分。

检查手段方面一样没有什么决定性的诊断工具，最多还是检验免疫球蛋白 E、嗜酸性粒细胞或是特异性的免疫球蛋白或是做皮肤敏感测试来佐证孩子过敏体质的存在，以及鉴别诱发的因子。极少数的状况是怀疑其他的皮肤疾病才需要做皮肤切片。

异位性皮炎与脂溢性皮炎

脂溢性皮炎（**如附图四**）发生原因不明，有一种说法是由于刚出生的宝宝皮脂腺分泌较旺盛。这种疾病在新生儿宝宝的发生率还是比较高的，大约 5 个宝宝就有一个，它会在头皮、脸颊以及皱褶处产生黄黄厚厚且泛红的皮屑及疹子，通常在 1 个月大就开始发生，至 3~4 个月大时达到高峰而逐渐消失，其病程是自行好转的。

异位性皮炎则是在 3~4 个月大开始出现，而可能在 1 岁前达到高峰，尔后大多才慢慢缓和下来，少部分较严重的可能会延续到儿童期，而且大多的异位性皮炎不会出现油垢在病灶处，不过有时候宝宝会一起出现脂溢性皮炎和异位性皮炎，会增加判断的难度，其治疗方式大同小异，多半清水清洁即可，严重者可先试着使用糖皮质激素药膏治疗。

异位性皮炎与热疹、痱子

由于宝宝出生后皮肤皱褶多且体温调节中枢发育不成熟，所以在一些皮温较高的部位，如脖子或手脚皱褶处，会出现痱子或是感染，甚至成为一片红疹，脸部有时也会出现红疹（**如附图五**），位置上与异位性皮炎不好分辨。

异位性皮炎也可能会在上述的位置出现，所以发病部位也不是区分的方法。幸运的是，治疗方式也大同小异，一样可以用糖皮质激素药膏达到缓解的效果，但这种因闷热造成的疹子需要一个较干爽的环境，而不是一味地保湿，应使室内保持通风良好不闷热，身上衣物也不要太厚，容易出汗。

异位性皮炎与体癣等真菌感染

异位性皮炎和体癣，同样是闷热的环境引起，一开始也是小丘疹表现，逐渐扩散而出现周边突起中间较平的皮肤表现（**如附图六**），有时候会见到炎症周围有点状的小丘疹，有的还会起水疱或是奇痒无比。

但真菌感染与异位性皮炎的分布位置不太一样，真菌感染喜欢隐秘温湿的环境，所以多散布在腹股沟、肛门外侧、身体易流汗处。积极一点的检查，还可以刮下些皮屑加入氢氧化钾后找找有无真菌菌丝或孢子。由于皮肤屏障受损，真菌一样容易入侵，所以有时候我们也可以见到体癣合并异位性皮炎的表现，因此必须同时治疗才能控制下来。

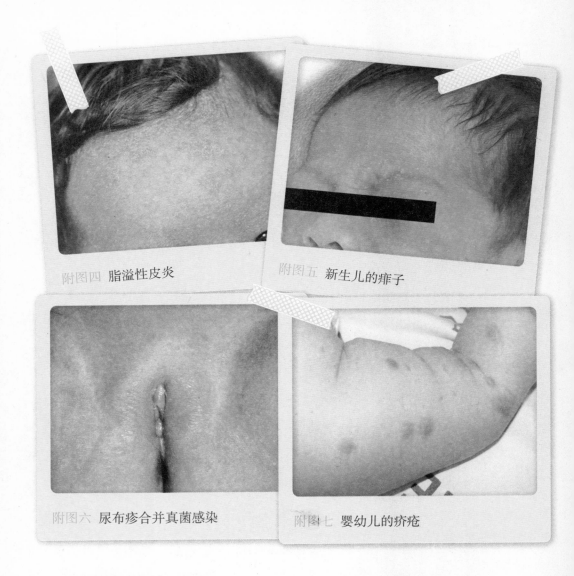

附图四 脂溢性皮炎

附图五 新生儿的痱子

附图六 尿布疹合并真菌感染

附图七 婴幼儿的疥疮

异位性皮炎与疥疮

很多门诊医生容易把疥疮和异位性皮炎分不清楚，因为强烈的痒感以及搔抓之后的湿疹变化，很容易混淆。疥疮是种寄生虫感染，疥螨一般喜欢侵犯手指间、脚趾缝间、腋下等皱褶处，但婴儿的疥疮则是有可能全身性地散布（**如附图七**），增加判断的难度，不过通常可以问到同样有症状的家族史，夜间奇痒无比的感觉容易使婴儿或儿童无法入睡、躁动、食欲降低，仔细观察病灶可以发现疹子尖端类似小水疱或小脓疱。同样也可刮些皮屑加入氢氧化钾于显微镜下找看有无疥螨虫体或虫卵。

附表一 异位性皮炎诊断标准

主要依据
痒疹 特定的形状及分布位置 婴幼儿脸部及伸侧的侵犯 成人的屈曲侧有苔藓化侵犯 慢性及慢性反复的皮肤炎 个人或家族有过敏病史（哮喘、过敏性鼻炎、异位性皮炎）

次要依据（至少符合三个以上）	
前囊下白内障	眼下皱纹
唇炎	出汗瘙痒
反复性结膜炎	圆锥形角膜
毛囊周围突显的湿疹	乳头湿疹
脸部苍白／脸部红斑	黑眼圈
食物耐受不良／过敏	白色糠疹
非特异性的手脚皮肤炎	白色皮肤划痕现象
鱼鳞癣／手掌皱纹增多／毛孔角化症	毛料不适应
免疫球蛋白E上升	皮肤干燥
第一型（直接型）皮肤试验阳性倾向&出现表皮感染（尤以金黄色葡萄球菌和单纯性疱疹病毒为主）	

14 宝宝痒痒不能抓
异位性皮炎宝宝的
日常生活照顾

　　小 Apple 的爸妈不希望她抓得体无完肤，听医生说最好在 1 岁半前就把异位性皮炎控制下来，医生给了几个锦囊妙计，小 Apple 爸妈才知道原来不只是涂涂抹抹这么简单而已。

避免环境的刺激

　　这几乎是所有过敏疾病的金科玉律，但也是最困难的一环，异位性皮炎在婴儿时期多为食物的过敏原刺激造成，所以一旦产生异位性皮炎，宝宝吃的、接触的东西就显得很重要，而且避免持续的过敏原刺激远比一直涂涂抹抹药物来得有效，却是许多父母都忽略的，以下就异位性皮炎宝宝的日常照护，我们分几个方面来介绍：

① 减少食物过敏原

如同之前章节提的，尽量纯母乳喂养至 4～6 个月大，不然考虑适度水解的低敏奶粉，高过敏的食物在摄取时就要特别小心，如果知道会使皮肤状况恶化的食物则应尽量避免再次摄取。中重度的异位性皮炎宝宝可以做过敏原测试，看能不能抓到特定的过敏原而加以避免。

有些吃母乳的宝宝仍然会遇到异位性皮炎的问题，这时就要检视妈妈摄取的食物，是否常吃些坚果类的食物、带壳海鲜，或是过多的人工添加物以及塑化剂等。妈妈也可以自行调整食物的类型与量，观察宝宝是不是也获得了改善，如果还是没办法改善，也可以考虑搭配适度或完全水解的低敏奶粉使用，并且 4 个月后尽快开始谨慎地添加辅食。

② 避开吸入型过敏原

吸入型过敏原如尘螨、动物毛发、真菌、花粉等，同样会引起较大的孩子异位性皮炎的发作，由于皮肤屏障的破坏，原本属于吸入型的过敏原可以直接由破损的皮肤长驱直入造成感染恶化，因此在较大的孩子的照顾上，除了食物以外，也得注意之前章节所提到的避免吸入型过敏原的方法。

③ 避免合并感染

异位性皮炎常会合并出现皮肤表皮的感染，包括金黄色葡萄球菌、单纯疱疹病毒以及真菌，经由搔抓的伤口以及破损的皮肤层感染，尤其是金黄色葡萄球菌所带的超级抗原，可以诱发过敏炎症反应，更会恶化中重度的异位性皮炎。单纯疱疹病毒同样也容易造成反复的皮炎，所以怀疑有表皮的感染时，不仅是抗过敏药物的治疗，视情况使用抗生素也有助于皮炎的改善，适当地清洁皮肤也可以降低皮肤的带菌数。

④ 尽量避免搔抓

小时候我们得小心吃，长大后则要小心抓。因为随着孩子年龄渐大，异位性皮炎造成的瘙痒不适越发困扰，而搔抓力道亦渐增的结果，就是皮肤受伤得更厉害，更容易受到过敏原的刺激，也更没有让皮肤修复的时间，恶性循环下异位性皮炎的控制就一败涂地了。

所以要避免搔抓，可以考虑将较严重的发病部位都包扎起来，避免夜间睡觉无意识的抓痒造成伤害；也可以考虑戴手套睡觉，指甲要经常修剪以减低抓痒的伤害，适当地使用可以助眠的短效型抗组胺药，不但有止痒效果且有嗜睡的副作用，正好可以减少睡觉无意识的抓痒。

⑤ 注重保养皮肤

皮肤的保养对于异位性皮炎的孩子而言也是项重要的工作，以下分适合皮肤的环境与保湿保养两个方面来谈：

适合的环境 —— 保持恒温恒湿

除了过敏原以外，每一天环境中的温度、湿度对于敏感性的皮肤都有不同的影响，例如夏天湿热环境造成流汗湿黏等，都是种刺激，容易使皮肤炎症恶化，而冬天干冷的天气会加重原本易干燥的皮肤，反而会有皮屑及瘙痒，所以照顾异位性皮炎的孩子需要提供一个尽量恒温恒湿的环境，温度可控制在 25～26℃，而湿度可控制在 60%～65%，大多数地区气候都不太稳定，因此建议家中摆个温湿度计，视当时的情况使用暖冷气以及除湿机或加湿器，外出时衣物的选择以棉质透气衣物为主，太紧或是粗糙的衣物容易因为摩擦造成皮肤状况恶化，衣物厚薄以避免出汗为原则，冬季时时带着保湿产品在身边，可以补充皮肤的保湿与保护。洗澡则尽量以清水或是较少刺激性无香料的清洁用品，减少清洁剂本身的刺激，且水温不宜过热。

加强皮肤保湿 —— 慎选保养品

异位性皮炎的孩子都会需要用保湿的产品，然而市面上林林总总的商品很多，每个孩子的皮肤干燥程度也各有不同，适合的产品也不太一样，所以父母挑选保湿剂时，要先了解有哪些剂型，大致上粗分为三类：乳液（lotion）、乳霜（creams）、软膏（ointment）：

乳液 是将保湿成分溶于水中，大多比例为水分，易蒸发、清爽不黏腻，缺点是容易挥发而保湿效果无法维持长久。

乳霜 将保湿成分溶于半固体的油滴里，再与水分混合成乳糜状，锁水效果比乳液好，仍然会有蒸发而丧失保湿效果。

软膏 是倒过来将水滴的悬浮液混合入油脂的基底中，因此涂起来油油腻腻，锁水效果最好，也可以用来当作涂药后的封闭剂，凡士林油就是这类传统好用的保湿锁水产品，但缺点就是比较油，皮肤有闷的感觉，接受度会打折，可以选择较干的部位使用或睡前涂抹，减少不适应的感觉。

品牌的选择上，可以找专门针对敏感性肤质使用的品牌，台湾儿童过敏哮喘及免疫学会出版的《台湾儿童异位性皮炎诊疗及卫教指引手册》中介绍的爱妥丽（Atopiclair）、丝塔芙 AD 系列（Cetaphil）、洁美净（Physiogel）等，都是可以考虑的产品，不过每个孩子肤质不同，适合的产品也有差异，所以可以多方尝试，找到适合的保湿产品。

使用上可以在洗完澡后不用把身体擦到极干就上保湿剂，或是使用处方药物之后再涂抹保湿产品加强药效，冬天干冷要注意时时补充皮肤水分和保湿，夏天则是视皮肤状况而定，夏天多半皮肤较不易干燥，反而比较担心汗液的刺激，但是如果常在空调房内还是有可能使皮肤干燥，因此仍需要使用保湿剂，可选用较不黏腻的乳液或乳霜成分。

15 异位性皮炎的用药方针

一定要擦药、吃药才会好?

小 Apple 跟着爸妈听完医生唠唠叨叨的卫生宣教后，大家似乎有这么一点概念又没办法一下都记住，不过一家人正要踏出诊间时，医生才赶快叫住他们："喂……我还没开药咧……"药物的使用也是控制异位性皮炎不可或缺的一环。

治疗方针需多管齐下

药物的使用目的在于控制炎症，同时进行皮肤保湿保养修复角质层，以及环境控制减少刺激，这三个环节都要搭配起来，对于改善异位性皮炎才会比较好。而药物方面可以分为外用的药膏与口服药物，较严重的异位性皮炎需要视皮肤状况以及用药反应双管齐下搭配使用。

医生常开的外用药膏

① 外用抗组胺药膏

一般抗组胺药膏多用来缓解瘙痒症状，不具有抗炎的效果，因此无法改善红疹、炎症，就是减少痒感，不让孩子一直抓，所以无法单独使用来控制异位性皮炎，且这类药膏有些含有苯酚（Phenol）或樟脑（Camphor），2岁以下的婴幼儿以及有蚕豆症的儿童不建议使用。若要使用，一定要征询过医生或药师的意见，长期频繁使用有可能引起刺激性的皮炎。

② 局部使用糖皮质激素药膏

局部使用糖皮质激素类药膏是目前治疗异位性皮炎最有效且最基本的治疗，可全面压制皮肤的炎症反应，不同程度的异位性皮炎会需要不同强度的糖皮质激素药膏（**见附表一**），使用上大多不会有全身性的副作用，除非是婴幼儿大面积、高强度的糖皮质激素使用，这也是医生开药时所应尽量避免的。局部的副作用则可能会产生皮肤萎缩性病变或横纹，药效越强的药膏越明显，所以使用局部糖皮质激素药膏需要严格遵照医嘱，不适合自行增减涂抹药量。药膏选择上，小朋友为了避免副作用，一般都尽量使用中、弱强度为主，一旦急性发作症状缓解，可依医生指示减药或停用，或于易复发的部位，改为每周涂抹2次，作为预防复发的控制方式。

③ 局部使用免疫抑制药膏

这类较新的药物机转是抑制辅助性 T 细胞，进而抑制由其主导的炎症反应，早期多是口服或是静脉注射给予，用于器官移植抗排斥反应，尔后研发出外用药膏给异位性皮炎治疗使用。它适用于对传统糖皮质激素治疗反应不佳或是无法忍受局部涂抹糖皮质激素药膏的患者作为短期及间歇性长期治疗。优点是没有久用糖皮质激素产生皮肤萎缩性病变或横纹的副作用，是轻、中度异位性皮炎，尤其是病灶在头颈部位的好选择，临床上可以当作糖皮质激素的二线替代药物或是搭配一起使用。副作用一般只有局部的刺激或灼热感，此类药物刚上市时曾传出有致癌的风险，不过经过大规模的研究发现并没有很强的证据支持这件事，另外虽然被称为免疫抑制剂，不过因为是局部涂抹一般也不会有全身免疫力下降的问题。代表药物如较强效适合中、重严重度使用的他克莫司软膏，以及较弱效适合轻、中严重度使用的吡美莫司乳膏。

④ 局部使用抗生素

前篇提到感染的控制对于异位性皮炎也很重要，尤其是金黄色葡萄球菌更会加剧皮肤炎症，而在皮肤过敏时常常因为剧痒而抓出伤口，加上使用糖皮质激素药膏或多或少会降低局部皮肤的免疫力，就可能合并皮肤感染的问题。如果临床上发现有合并伤口感染的问题，糖皮质激素药膏加上抗生素药膏的使用会比单用糖皮质激素药膏来得有效，不过若是大面积的皮肤过敏合并感染，单靠药膏效果就不大了，有时还得使用口服的抗生素才有较好的杀菌效果。

另外，抗生素也不适合使用太久，一般是建议尽量不要超过两周，否则容易导致抗药性。代表药物为夫西地酸乳膏。

口服药物介绍

① 抗组胺药

使用抗组胺药目的是为了止痒、止抓，在病灶较广泛时，使用局部的抗组胺药膏止痒效果往往有限，所以仍会需要用口服药物。长效型与短效型抗组胺药的选择目前没有定论，有些研究指出短效型的抗组胺药止痒效果较好，不过有镇静、嗜睡的副作用，但是夜间常常因为瘙痒而使睡眠品质不好，使用这种短效型抗组胺药反而可以有止痒及镇静双重的效果。长效型的抗组胺药服用方便，副作用少，也很适合作为长期抗过敏的药物使用，有时候可以晚上搭配短效型抗组胺药以减少夜间瘙痒症状。

② 全身性糖皮质激素

在急性严重的异位性皮炎发生时，口服或注射给予糖皮质激素可以较为迅速地症状控制下来，效果相当显著，所以有时候会使医生或家属过于依赖糖皮质激素的治疗，但如果使用频率、使用时间或是剂量太高则要小心前面章节提到的全身性副作用，而且还要小心停药后严重的复发症状产生，所以如果要使用短期的口服糖皮质激素，会建议症状得到初步控制后即慢慢减少药量，并且搭配皮肤的保湿保养，来减少停药后的反弹。

③ 口服抗生素

在较广泛的伤口及感染产生时，有时候使用局部的抗生素药膏效果不佳，口服抗生素就能更好地达到控制感染的目的，当然抗生素的选择也是针对金黄色葡萄球菌，不过仍不建议长期或是预防性地给予口服抗生素，还是会担心抗药性产生的问题。

④ 口服免疫抑制剂

当前述的治疗都效果有限时，口服的免疫抑制剂是个后线的选择，这类药物包括环孢素、硫唑嘌呤，虽然它们都没有经美国食品药品监督管理局核准治疗异位性皮炎，不过很多研究显示对于严重顽固型的异位性皮炎有疗效，但由于具有全身免疫力的抑制作用，或是骨髓抑制，需要定期抽血追踪，密切监控副作用的产生。霉酚酸酯（**商品名骁悉**）则是个新的免疫抑制剂，副作用少且一些研究发现可以治疗中重度异位性皮炎。由于受限于副作用以及研究资料不多，这些药物目前仍只限于顽固型的异位性皮炎后线使用。

其他治疗

下面简单介绍其他的治疗方式：

① 紫外线疗法

这种疗法是通过紫外线的照射，利用波长 340~400nm 的长波黑斑效应紫外线照射皮肤，有些研究显示疗效不错，原理是认为紫外线照射可以改变免疫反应，进而改善症状，但是用于儿童方面是不是有致癌以及其他副作用的可能性仍需要更多的评估。紫外线治疗必须在医院由皮肤科医生执行。

② 免疫球蛋白注射

注射免疫球蛋白有调节身体免疫功能的作用，应用于自体免疫疾病如川崎病（**Kawasaki disease**）或是特发性血小板减少性紫癜（**Idiopathic thrombocytopenic purpura**）等疾病，用于异位性皮炎治疗有些文献认为有疗效，不过还不是一个公认的标准治疗，且其价格昂贵也不是很适合广泛性的使用。

③ 生物制剂

就是之前哮喘的章节提到的抗免疫球蛋白 E 的单株抗体奥马珠单抗（**商品名索雷尔**），应用此抗体的研究不多，尚未有大规模的研究出炉，且一样属于昂贵药品，还不能纳入正规的治疗中。

附表一 外用糖皮质激素药物强度整理

超强效	• 0.05% 丙酸氯倍他索乳膏、软膏、凝胶 • 0.05% 醋酸双氟拉松软膏 • 0.1% 氟轻松乳膏
强效	• 0.05% 醋酸氟轻松乳膏、软膏、凝胶 • 0.1% 糠酸莫米松软膏 • 0.25% 去羟米松乳膏、软膏 • 0.1% 安西奈德软膏
中效	• 0.1% 曲安奈德乳膏、软膏 • 0.05% 二丙酸倍他米松洗剂 • 0.1% 戊酸倍他米松乳膏 • 0.05% 丙酸氟替卡松软膏 • 0.1% 糠酸莫米松软膏、洗剂 • 0.025% 氟轻松软膏、乳膏
弱效	• 0.05% 地奈德乳膏、软膏、凝胶、洗剂 • 0.1% 戊酸倍他米松洗剂 • 0.05% 醋酸地塞米松软膏

16 吃完海鲜就得了红豆冰
荨麻疹是怎么一回事?

小花妹妹跟着爸妈去海鲜餐厅大快朵颐,吃饱喝足后晚上要睡觉了,妈妈才发现怎么小花长了很多像被蚊子叮的包,而且奇痒无比,仔细一看才发现和蚊子咬也有点不太一样,连衣服盖住的地方都有一大堆红疹,赶快连夜挂急诊,经过医生一番讲解才知道小花是得了荨麻疹了啦!

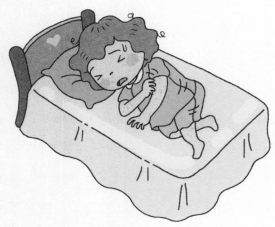

荨麻疹就是大家常挂嘴边的"过敏"

　　许多人在成长过程中都会碰到荨麻疹，根据统计，至少有两成的人碰到过，如果本身有过敏体质的话，那患荨麻疹的机会又会再高一点。为什么会叫荨麻疹呢？其实是古人发现一种叫荨麻科（Urticaceae）的植物，它的叶背充满含有毒液的刺毛，一旦接触皮肤之后就会产生刺痛以及突出的浮肿皮疹，尔后荨麻就被用来叙述类似的皮肤过敏症状，现在荨麻疹英文字根 Urticaria 就是由 Urticaceae 演变而来的。

　　不过，荨麻疹并非都是接触植物而来的。急性的荨麻疹发病机制常是肥大细胞和嗜碱性粒细胞活化引起的过敏反应而释放大量组织胺，引起更多的炎性物质浸润或是造成血管通透性增加，大量的蛋白质及组织液就渗透到皮下造成表皮隆起，组织胺本身也是很强的痒觉感受器的刺激物，造成痒感。可能是由免疫球蛋白 E 主导，也可能是其他非免疫球蛋白 E 造成的过敏反应。

　　引发原因包括食物的过敏原，最有名的是鸡蛋、带壳海鲜等，芒果也有可能引起过敏。几乎所有药物都有可能引起过敏反应，尤其以退烧药（**也就是非甾体类抗炎药物**）、抗生素为最，而昆虫的毒液或唾液腺分泌物也有可能引起急性症状。接触性过敏原有乳胶、花粉、昆虫等。某些细菌、病毒或寄生虫感染，病原体本身或是其分泌的蛋白质也是过敏原。当然，输血或是注射免疫球蛋白等的血液制品，也有可能因为过敏引起症状。

荨麻疹的症状与诊断

当荨麻疹发作时，皮肤上可以看到大小不一浮起的风团，少数患者有水肿性红斑（**如附图一**），风团有时候随着时间变化会融合，改变位置，改变形状，风团顶多存在数小时就消失，然后又在其他地方另起炉灶，很少在同一个位置一直存在超过 24 小时。少数严重的过敏除了皮肤以外还会影响到气管、血压、胃肠道，这种症状我们称为全身性过敏反应（**Anaphylaxis**），有时候是会致命的，需要赶快到急诊处理，所以当发生荨麻疹时还是要注意一下有没有其他过敏的症状出现。

寻找可能的过敏原如食物或药物，常是来看诊的爸妈关心的，但是有时候荨麻疹发生前接触的东西太复杂，而且有可能不单单是食物或药物的原因，如果不是反复接触某样东西产生症状的话，很难去追溯其罪魁祸首，所以偶发而急性的荨麻疹大多不会做相关的过敏原检查，如果仔细问诊后发现真的有怀疑的食物则是可以做皮肤点刺测试看是否有反应，或是接受正规的移除刺激试验，就是停止食用这些食物一阵子之后再故意吃回去看有没有症状（**好有实验精神啊！**）。

不过，偶尔会碰到出现的荨麻疹 24 小时都不会消掉的情况，而且颜色转深，灼热感大于瘙痒时，就要考虑是不是合并有荨麻疹性血管炎（**Urticarial vasculitis**）的产生了。这意味着是不是有自体免疫疾病的问题，例如红斑性狼疮，或是肥大细胞增生症，这种情况就需要做皮肤切片来厘清皮肤底下到底发生什么事了。

治疗方针

急性的荨麻疹大多属于自己会好的疾病，真的需要用药的其实很少，不过做好日常的护理能让皮疹好得更快。

①**非药物照护：**

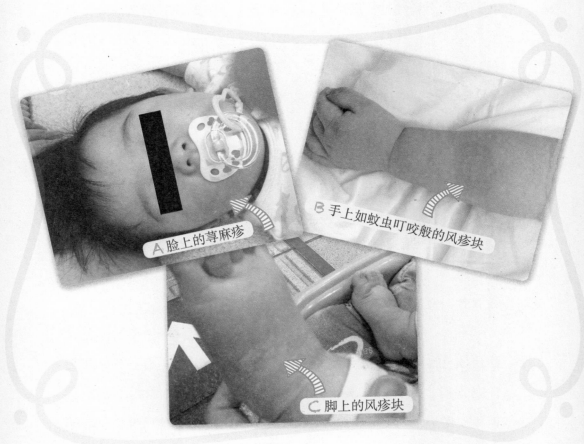

A 脸上的荨麻疹

B 手上如蚊虫叮咬般的风疹块

C 脚上的风疹块

附图一

主要还是先移除任何可能的致敏物，吃的、擦的等都移除减少刺激，穿着棉质透气衣物减少摩擦，洗澡用水不宜过热，热水会促进血管通透以及组织胺的释放。

② **药物治疗：**

治疗上主要还是抗组织胺，可以抑制组织胺造成的肿或痒，虽然第一代短效型抗组胺药效果好、速度快，但是其镇静的副作用可能长到 12 小时但药效可能才 4~6 小时，套句现在大家爱说的，性价比不高，所以目前各学会建议第二代长效型抗组胺药为荨麻疹第一线的治疗用药。儿童可使用的药物包括西替利嗪、非索非那定、地氯雷他定，可用于 6 个月以上的宝宝。

若初步治疗没有效果可以尝试睡前增加第一代短效型抗组胺药，或是合并使用用于肠胃溃疡的 H2 受体拮抗剂，或是使用短期口服糖皮质激素直接将过敏反应全面压制，不过在治疗荨麻疹时还是要注意一下有没有其他器官的症状，如呼吸困难、心跳加速、喉头紧缩、腹部疼痛等，有全身性过敏反应的疑虑时，就需要给予肾上腺素（Epinephrine）赶快缓解症状以免有生命危险。

如果以上治疗都效果不彰，或是症状反反复复，就要开始考虑是慢性荨麻疹的可能了，这部分我们下一节再谈！

17 为什么过敏一直不好？
谈慢性荨麻疹

小玉是个 14 岁亭亭玉立的大女孩，但她经常会出现荨麻疹的症状，有时候手脚红疹都遭到同学异样的眼光，瘙痒的感觉也常常干扰她上课和日常生活，一开始怀疑是不是吃坏东西过敏，随着日子一天天过去，皮疹反反复复，似乎要痊愈是遥遥无期，妈妈只好带来求诊了。

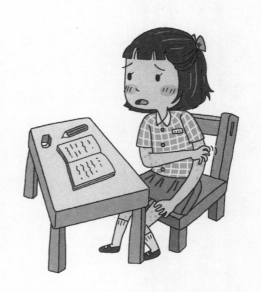

慢性荨麻疹通常找不出病因

首先必须了解什么叫作慢性荨麻疹。慢性定义是大于 6 周、每周至少发生 2 次的荨麻疹症状，这时候就没办法单纯地用吃到或是碰到什么过敏来解释了，当然还是有可能反复接触刺激物而一直发生急性荨麻疹，不过慢性荨麻疹背后的原因就复杂了许多而且通常跟免疫球蛋白 E 的关系就不大了。

75%～90% 的慢性荨麻疹都是找不出原因的，这其中有一部分是本身带有些自体免疫抗体可以活化肥大细胞或嗜碱性粒细胞。还有一部分是物理性荨麻疹（温度、压力、日光、震动、摩擦等）。具有代表性的例子就是有些人可以用指甲在皮肤上写字，过一阵子就可以看到刚划过的皮肤表面呈现浮肿、泛红。另外，要考虑一些自身免疫疾病，包括红斑狼疮、幼年类风湿性关节炎，内分泌问题包括甲状腺疾病，甚至有些恶性肿瘤疾病，如淋巴瘤、白血病、肥大细胞增生症等。所以慢性荨麻疹不仅仅是有生活上的困扰，更要担心其后是不是隐藏着比较严重的疾病。

慢性荨麻疹的诊断

虽然大部分的慢性荨麻疹是找不到原因的，不过其中 35%～40% 是由于自身抗体造成的，可以通过自体血清皮肤测试发现，这是将患者自己的血清抽出后皮内注射在自己身上，如果像做皮肤测验一样肿起来，就表示自己的血清里有能结合并且活化肥大细胞的抗体，这种有着打自己人的自身抗体的荨麻疹通常症状也会比较严重。当然我们还是可以检测有没有特异性免疫球蛋白 E 以鉴别是否是反复的急性荨麻疹，而非慢性荨麻疹。另外，必须排除前述的红斑狼疮、幼年类风湿性关节炎、甲状腺疾病以及恶性肿瘤等，所以应注意有没有相关的临床症状表现，也可以抽血检查，排除这些比较严重需要尽快处理的问题。

慢性荨麻疹的治疗流程

慢性荨麻疹不像急性荨麻疹来得快去得快，因此还是要有长期抗战的心理准备，尝试找到诱发因子仍是关键，但也相当困难，如果可以找到就尽量避免，例如不碰冷、不从事震动有关的工作、减少摩擦、日光敏感就防晒等，如果由其他疾病造成，则好好治疗该疾病，前面章节谈的一般非药物的照顾方式同样适用于慢性荨麻疹。

药物治疗的方针及流程可以参考附表一，主要还是以第二代长效型抗组胺药为第一线的用药，如果压不下来，可以选择调高长效型抗组胺药的剂量，或是选择合并使用 H_2 受体拮抗剂，或是睡前增加第一代短效型抗组胺药，另外白三烯受体拮抗剂也是可以考虑的选择。如果还是控制不下来，就得要使用更强效的抗组胺药，如羟嗪或多虑平。至此若还是不能控制得很好，就属于比较难缠型的慢性荨麻疹了，短期使用口服糖皮质激素 1~3 周也许可以暂时控制，待其他治疗发挥效果时再停止，但仍然需要小心糖皮质激素全身性的副作用。最后线的治疗则是包括抗免疫球蛋白 E 的抗体生物制剂（**Omalizumab**）、环孢素（**Cyclosporine**），同样需小心这些后线治疗带来的副作用。

其他针对难治型的慢性荨麻疹的研究以及证据，就不若前述这些药物来得强了，不过真的没有办法了，也可以作为一种尝试治疗的选择，这些药物包括茶碱类药物（**Theophylline**）、抗凝血药物、非甾体类抗炎药物、肥大细胞稳定剂等，甚至血浆分离术（**Plasmapheresis**），类似俗称的"洗肾"，都有人尝试过，不过真的会走到需要接受这种尝试治疗的患者少之又少，大多通过第一阶及第二阶的治疗就可以得到缓解了。达到控制后再渐进式地降阶治疗，辅以避免特定的刺激因素应该可以解决这种难缠又恼人的慢性荨麻疹了。

附表一 慢性荨麻疹的治疗建议流程

第一阶

- 单用第二代长效型抗组胺药
- 避免刺激源以及各种诱发的物理因素

第二阶

以下择一或多种治疗：

- 增加第一阶使用的第二代长效型抗组胺药剂量
- 增加其他的第二代长效型抗组胺药
- 增加使用 H_2 受体拮抗剂
- 增加使用白三烯受体拮抗剂
- 睡前增加第一代短效型抗组胺药

第三阶

- 使用并且增加高效型抗组胺药剂量，如 羟嗪、多虑平

第四阶

增加下列一种治疗：

- 抗免疫球蛋白 E 的抗体生物制剂 （Omalizumab）或环孢素（Cyclosporine）
- 尝试其他的抗炎药物、免疫抑制剂或是 生物制剂

18 又红又痒需要去看医生吗？

宝宝被蚊子咬怎么肿这么大包？

○○○

1岁的小牛过年去乡下奶奶家玩，结果一回来两只脚变成了红豆冰，小牛还抠到流血了，过几天越肿越大，小牛的爸妈很担心会不会变成蜂窝性组织炎。

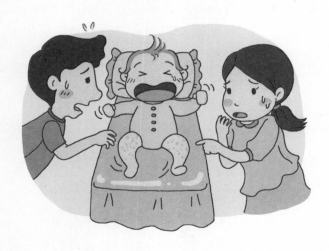

蚊虫特别喜欢叮咬小婴儿

也许是小婴儿的皮肤特别嫩特别白，或是大人们特别注意小宝贝的一举一动，只要被咬了就很容易被发现，也特别容易就带到诊间寻求医生的意见，不过当医生跟爸妈说这是蚊虫叮咬，爸妈都会露出不可置信的表情，常见的对话如下：

"怎么可能被咬，我们大人都没被咬啊？"

"医生你看肿这么大的包会是蚊子咬吗？我们被咬都没这样啊！"

其实蚊虫真的会看人咬的，婴幼儿的体温比大人略高，而且也比较容易出汗，这些都是吸引蚊虫的好条件，婴幼儿对蚊虫来说特别的香甜。常常可以见到如钱币般大的红肿，其中通常可以看到红红的叮咬点，或是会演变成水疱状（**如附图一**），位置通常落在没有衣物覆盖的区域，包括手脚、脸部、颈部，躯干部比较少。

如果是跳蚤的叮咬则可能是红肿密集的疹子，且常出现在衣服或袜子的边缘。小黑蚊的叮咬则是常出现在去郊外或草丛间玩耍之后，回家后发现如蚊子叮咬般的浮肿且奇痒难耐。其实蚊虫叮咬算是过敏反应的一种，蚊虫的唾液或是毒液也是一种过敏原，进入体内引起免疫反应。年龄渐大被叮咬次数渐增后当然反应就慢慢地削弱了，小婴儿还正是刚认识这样的过敏原的时候呢。也可能因此被咬后红肿的程度比大人更厉害而明显，也容易引起担心。

尤其有时候咬在眼皮上可能肿到眼睛都睁不开，看起来真的会令家长很紧张，晚上在儿科急诊偶尔会看到这样的小朋友来挂号，甚至有些小孩就被当作是蜂窝性组织炎住院打抗生素。因为眼皮很薄，皮下组织结构也松散，一旦叮咬引起过敏反应很容易就有组织液的堆积而肿一大包，压到眼睛睁不开就蛮吓人的。当然有些蚊虫叮咬会因为有伤口而合并细菌感染，造成蜂窝性组织炎、毛囊炎、脓疱疮等，要区分到底是单纯过敏反应还是有合并皮肤感染，我们可以观察以下几点：

① **颜色**：一般蚊虫叮咬的皮肤或眼皮比较是淡粉红色，而且颜色较表浅，通常一压病灶处就很容易变白。而如果是感染或蜂窝性组织炎，颜色会转深红，且用手按压皮肤变白后回到原来的红色较慢。

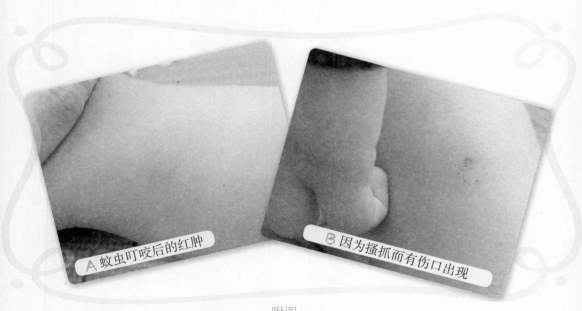

A 蚊虫叮咬后的红肿

B 因为搔抓而有伤口出现

附图一

②**质地**：如果是蚊虫叮咬引起的过敏反应，多半是组织液的渗出，所以压起来会泡泡软软的，但如果是感染的肿起，大多因为炎性细胞的浸润而使得肿起处压起来较硬而有弹性。

③**感觉**：较大的孩子也许会叙述病灶处是比较痒还是灼热疼痛。如果是前者居多，多半是一般过敏反应，但如果变成灼热疼痛为主，就要小心是不是有感染发生了。

④**伤口**：蚊虫叮咬的红肿通常可以找到一个叮咬点，若有蜂窝性组织炎或是毛囊炎等，当然同样可能会有伤口，但伤口就可能会有脓产生，而且伤口周围也常伴随黄黄干掉的组织液。

⑤**发烧**：蚊虫叮咬属于局部的反应，不会发烧，但一些比较严重的蜂窝性组织炎或是脓疱疮则会伴随发烧。

蚊虫叮咬的防护及治疗

所谓预防胜于治疗，第一个还是减少蚊虫叮咬的机会，包括居家清洁，减少蚊虫以及跳蚤孳生，尤其家中有宠物者应该勤洗宠物，并且发现宠物有跳蚤时积极做除虫的处理。户外草丛是蚊子与小黑蚊的大本营，户外活动时我们就需要做防蚊的措施，一般性的防护是尽量穿浅色和长袖的衣物，但是炎炎夏日任谁都穿不住长袖衣物在室外活动，所以还是需要防蚊液，目前认为最有效的防蚊成分叫作避蚊胺（Diethyltoluamide，简称 DEET），一般浓度 20%~34% 的水溶性喷雾可以提供 3~6 小时的保护力，必须要喷洒在皮肤及衣物上才能发挥其效用，坊间盛传避蚊胺不可以喷于皮肤上，担心其副作用，结果就造成没喷的地方容易被蚊子集中攻击，所以皮肤上也要喷洒才有保护力，但必须要挑选质量合格的驱蚊产品且皮肤上没有破损处，才可以于人体皮肤上使用。

一旦进入室内就可以使用肥皂把接触过的皮肤清洗干净。避蚊胺的副作用包括皮肤接触后可能产生过敏及皮肤炎，而吸收后可能会有神经、心血管方面的毒性，儿童尤其比大人容易产生副作用，所以加拿大卫生部就建议小于 6 个月的婴儿禁止使用，小于 12 岁的儿童使用一天不超过一次，并且尽量选择浓度 10% 以下的产品。

除了避蚊胺，市面上还有些香茅油、樟木、尤加利、桂皮等成分的防蚊液，这些属于天然精油成分，理论上不会有多大的副作用，除非是皮肤本身敏感，一般使用上都是安全的，但它们的效用有多少或有多久就不得而知了，是避蚊胺以外的另一种选择。

被蚊虫叮咬完肿了一个大包又超痒怎么办？一般被蚊虫叮咬没有出现感染的并发症的话，就单纯以止痒为目标，可以吃些抗组胺药，或是冷敷。一些局部涂抹的糖皮质激素也可以达到止痒消肿的目的，但是局部涂抹的抗组胺药则没有太大的效果。如果是严重的蚊虫叮咬，或有全身性过敏的疑虑，或是咬在眼睛周围肿得很厉害的，可以使用一点短效的口服糖皮质激素缓解症状。

另外一个家长常担心的问题就是消肿后的色素沉着怎么办，会不会留疤。其实这些担心都应该留给时间来解决，色素沉淀终究会消退，需时 1~2 个月，所以耐心等待是最好的方法。只不过有时候小朋友被反复叮咬，造成新旧交替的色素沉着，让家长误以为不会消失，其实最终都会复原的，并且随着叮咬次数变多，一般长大后被咬的反应以及色素沉着都不会这么厉害了。一般只要不乱抓都不会留疤，轻微伤口也不会留疤，但是如果引起细菌感染就难说了，所以不留疤的方法就是不要乱抓，如果真的很痒，短期使用药物控制是需要的。